Dr. med. Michael Feld

ENDLICH BESSER SCHLAFEN

Mit den **30 besten Tipps**
für eine erholsame Nacht

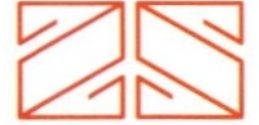

INHALT

VORWORT

Liebe Schlafsuchende,

gesunder Schlaf ist ein wunderbarer Akt der Erholung, der uns allabendlich in seine wohltuende Umarmung hüllt. Als Schlafmediziner möchte ich in diesem Buch meine leidenschaftliche Beschäftigung mit dem Schlaf zum Ausdruck bringen, denn er ist von entscheidender Bedeutung für unsere Gesundheit und unser Wohlbefinden.

Unser Schlaf ist unverzichtbar für die Regeneration unseres Körpers, unserer Seele und unseres Geistes. In diesen kostbaren Stunden, in denen wir dem hektischen Treiben des Tages entfliehen, haben sowohl unser physischer als auch unser psychischer Zustand die Möglichkeit, sich zu erneuern und zu erfrischen. Unsere Zellen werden repariert, unser Immunsystem gestärkt und unsere Gedanken geordnet. Der Schlaf ist der Schlüssel zu körperlicher und geistiger Vitalität.

Doch allzu oft tendieren wir dazu, unsere kostbare Schlafzeit zu vergeuden. Wir opfern sie dem verführerischen Vorwand von Arbeit, Aktivitäten oder (meist digitalen) Ablenkungen. Wir behandeln unsere Schlafgewohnheiten wie eine lästige Pflicht, anstatt sie als das zu sehen, was sie wirklich sind – eine Quelle der Kraft und der Erneuerung: Schlafen ist wie Baden im Meer – es wäscht Körper und Seele frei!

In meiner Praxis sehe ich jeden Tag die negativen Auswirkungen von Schlafdefizit und Schlafstörungen. Chronischer Schlafmangel erhöht das Risiko für Herz-Kreislauf-Erkrankungen, Diabetes, Gewichtszunahme, Depressionen und vieles mehr.

Es ist an der Zeit, dass wir unsere Schlafgewohnheiten neu bewerten und ihnen den Wert und die Aufmerksamkeit schenken, die sie verdienen. Denn Schlaf ist keine Option, sondern eine Notwendigkeit in unserer hektischen Welt von heute.

In diesem Buch möchte ich Ihnen die Geheimnisse und Wunder unseres Schlafs näherbringen. Ich zeige Ihnen, was gesunder Schlaf alles kann, und helfe Ihnen, wieder zu einer erholsamen und regenerierenden Nacht zu finden.

Mit vielen Infos, einem hilfreichen Schlafcheck, Entspannungsübungen für zu Hause und 30 leicht umsetzbaren Tipps soll es Ihnen gelingen, die Ursache Ihrer Schlaf-

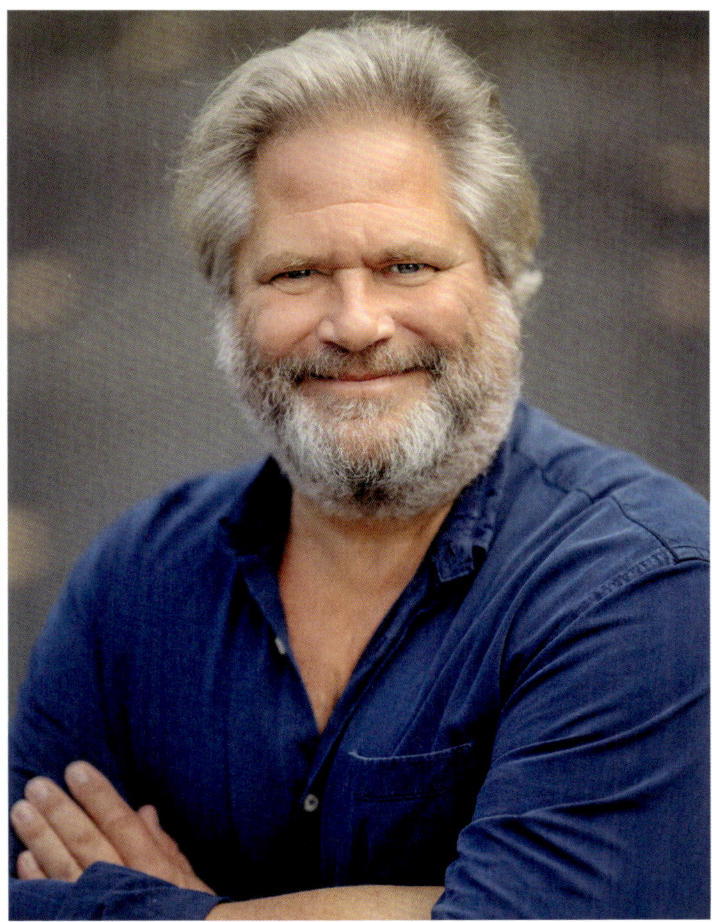

störung herauszufinden und direkt Lösungen für eine schnelle Hilfe auszuprobieren.

Nehmen Sie Ihre Gesundheit ein Stück weit selbst in die Hand und gönnen Sie sich den lebenswichtigen Schlaf, den Sie brauchen.

Ich wünsche Ihnen viel Erfolg bei der Umsetzung der Tipps und hoffe, dass Sie schon bald wieder erholt und energiegeladen aufwachen.

Herzlichst, Ihr Dr. Michael Feld

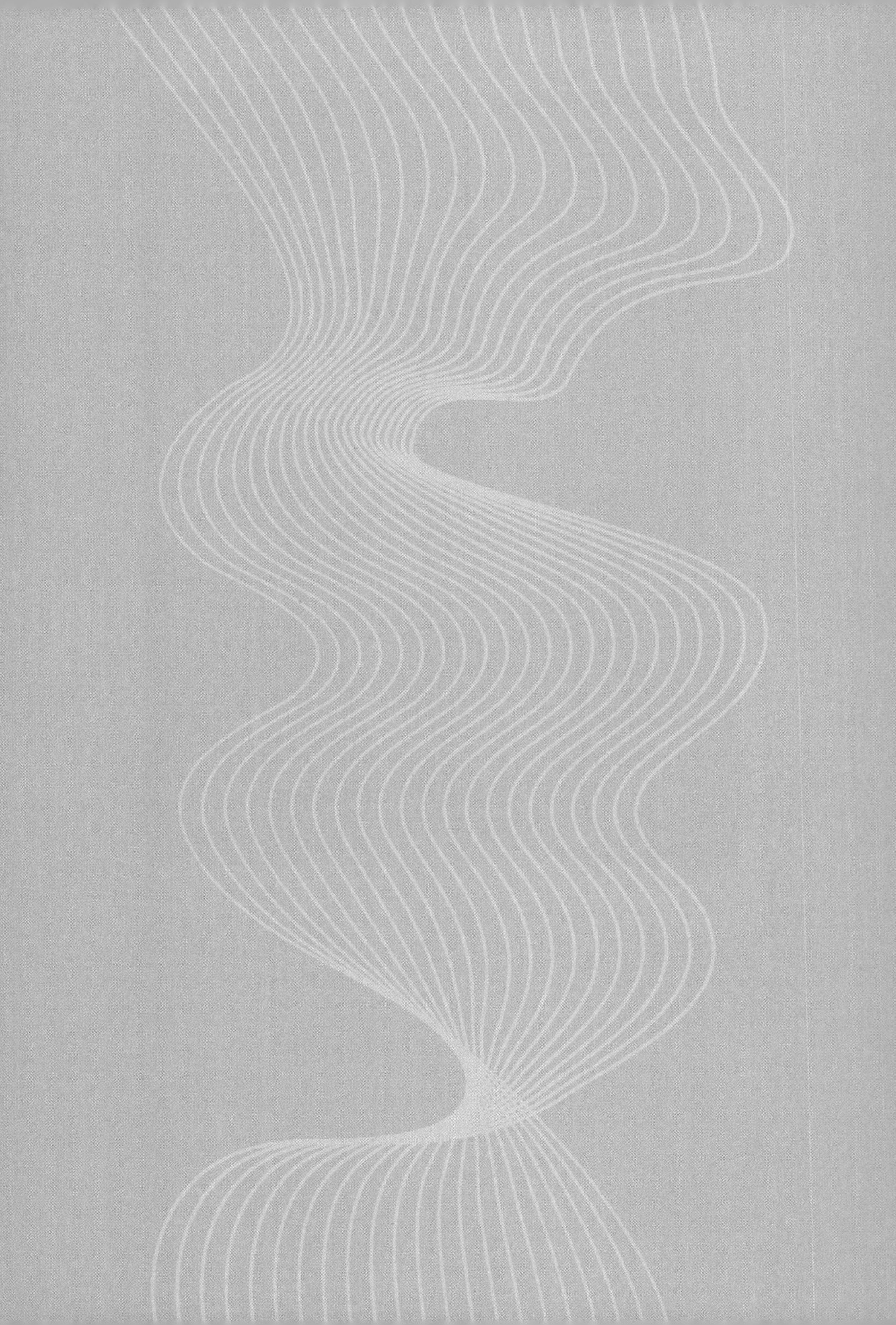

WAS UNSER SCHLAF ALLES KANN

Gesunder Schlaf ist nicht nur eine Energieladestation, sondern macht uns schön, schlau, leistungsfähig und gesund. Leider wird Schlaf in unserer westlichen Welt sehr häufig als nicht so wichtig eingestuft. Müdigkeit wird sogar mit Faulheit gleichgesetzt. Ganz anders sehen das zum Beispiel die Japaner. Dort ist das Schläfchen am Arbeitsplatz erwünscht und ein Zeichen besonders hoher Arbeitsbereitschaft.

IM SCHLAF AUF ENERGIE-SPARMODUS

Für uns alle ist es wichtig zu verstehen, was während des Schlafens in unserem Körper geschieht. Es sind alles Dinge, die für unsere Gesundheit von immenser Bedeutung sind.

Während wir schlafen, durchläuft unser Körper verschiedene Phasen, die durch unterschiedliche Gehirnaktivitäten und Körperfunktionen gekennzeichnet sind. In diesen Phasen erfolgt auch eine deutliche Reduzierung der Muskelaktivität im Vergleich zum Wachzustand. Unsere Muskeln, die im Wachzustand ständig aktiv sind, um uns aufrecht zu halten und uns zu bewegen, entspannen sich im Schlaf weitgehend.
Diese Reduzierung der Muskelaktivität führt zu einem geringeren Energiebedarf. Außerdem brauchen wir weniger Energie, um unseren Körper warm zu halten. Während des Schlafs sinkt unsere Körperkerntemperatur um bis zu 1,5 Grad Celsius.
Eine interessante Beobachtung ist, dass die Gesamtenergieersparnis im Schlaf zwar rein rechnerisch nicht besonders groß ist, aber dennoch einen signifikanten Einfluss auf unser Wohlbefinden und unsere Gesundheit hat. Die Entlastung unserer Muskeln und Organe während des Schlafs ermöglicht es unserem Körper, sich zu regenerieren und zu erholen, was langfristig zu einem längeren und gesünderen Leben beitragen kann.

Schlaf als Immunbooster

In unseren ersten Tiefschlafphasen stellt sich unser Körper u. a. stark auf die Immunabwehr ein. Er konzentriert sich darauf, Abwehrzellen zu bilden und sie über die Blut- und Lymphbahnen zu den Krankheitserregern zu leiten, die sich z.B. in den Atemwegen festgesetzt haben. Von diesem Vorgang profitieren einerseits die unspezifischen Abwehrzellen – wie z.B. die Fresszellen, die alle Fremdkörper vernichten, die ihnen in den Weg kommen.
Aber auch die spezifische Abwehr – wir nennen sie das immunologische Gedächtnis – ist auf die ersten Tiefschlafphasen angewiesen. Man könnte jetzt daraus schließen, dass der Abwehr drei Stunden Schlaf reichen würden – doch ganz so einfach ist es nicht.

Gerade erst hat eine Studie gezeigt, dass auch die Schlafdauer eine wichtige Rolle spielt: Probanden, die mehr als sieben Stunden schliefen, hatten ein nur 17-prozentiges Erkrankungsrisiko, wenn sie mit Erkältungsviren in Kontakt kamen. Bei denjenigen, die weniger als fünf Stunden schliefen, erhöhte sich dieses Risiko auf 45 Prozent. Das heißt: Jeder Zweite wurde krank, weil das Immunsystem durch den Schlafmangel zu schwach war, um mit den Viren fertigzuwerden.

Schlechter Schlaf macht dick und doof

Die REM-Phase, oder auch Traumphase genannt, ist die aufregendste Phase des Schlafzyklus. Hier werden nicht nur all die erlebten Abenteuer des Tages verarbeitet, sondern auch die Lernprozesse gestärkt und die Gedächtnisleistung verbessert. Während des REM-Schlafs, einer Phase des Schlafs, in der wir intensiv träumen, ist unser Gehirn ähnlich aktiv wie im Wachzustand. Diese erhöhte Gehirnaktivität kann zu einem höheren Energieverbrauch führen, während unser Körper gleichzeitig in einem Zustand der Muskelatonie (Schlaffheit) verbleibt. Schlafentzug kann hierbei den Stoffwechsel beeinträchtigen, was zu einer verminderten Insulinempfindlichkeit und einem erhöhten Risiko für Fettleibigkeit und Stoffwechselstörungen führt. Daher ist ausreichender Schlaf

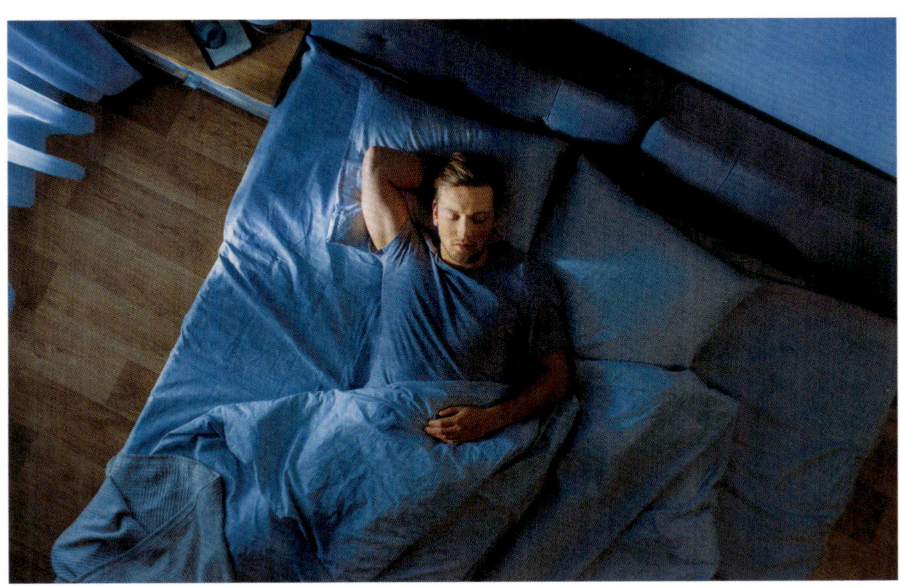

entscheidend für einen gesunden Stoffwechsel und eine optimale Energieproduktion. Schlaf ist also nicht nur eine Zeit des Ausruhens und Träumens, sondern auch eine essenzielle Phase, in der unser Körper Energie produziert, speichert und spart, um uns fit und gesund zu halten.

Eine Mütze Schlaf für unsere Organe

Während wir träumen, sinkt unser Blutdruck um durchschnittlich 10 bis 20 mmHg, und der Puls verlangsamt sich auf 60 bis 70 Schläge pro Minute. Unser Herz, das im Wachzustand unermüdlich pumpt, kann endlich mal „einen Gang runterschalten" und sich ausruhen. Die nächtliche Ruhepause ist nicht nur entspannend, sondern auch lebenswichtig für die Gesundheit unserer Herzkranzgefäße und unseres gesamten Herz-Kreislauf-Systems.
Neben dem Herz erlebt auch unsere Atmung während des Schlafs eine wichtige Veränderung. Die Atemfrequenz verlangsamt sich und jeder Atemzug wird tiefer und ruhiger. Dieses langsame Atmen unterstützt nicht nur die Entspannung, sondern fördert auch den Sauerstofftransport zu den Zellen, was für ihre Regeneration unerlässlich ist.

Schlaf bedeutet Ordnung im Gehirn

Unser Gehirn, das während des Tages wie ein geschäftiger Verkehrsknotenpunkt arbeitet, findet im Schlaf endlich Ruhe. Doch diese Stille gilt nur für den Tiefschlaf – im REM-Schlaf ist unser Gehirn äußerst aktiv.
Die Nervenzellen feuern synchron in rhythmischen Mustern, die als Gehirnwellen bekannt sind. Diese Wellen spielen eine wichtige Rolle bei der Konsolidierung von Gedächtnisinhalten und der Verarbeitung von Emotionen, was bedeutet, dass ein guter Schlaf nicht nur für die körperliche, sondern auch für die geistige Gesundheit entscheidend ist.
Aber Schlaf ist nicht nur eine Zeit der Erholung, sondern auch eine Zeit der Reparatur.
In den Tiefen der Nacht werden geschädigte Zellmembranen repariert und defekte Zellen durch neue ersetzt. Dieser Prozess ist entscheidend für die Aufrechterhaltung gesunder Gewebe und Organe und trägt wesentlich zur Regeneration unseres Körpers bei.

Stille und **Ruhe**
bringen die ganze Welt
ins **rechte Maß** zurück.

Laotse

DESHALB IST SCHLAF LEBENSWICHTIG

Unser Schlaf ist ein Multitalent, vor allem aber dient der Schlaf der Erholung und der Regeneration von Körper, Seele und Geist. Und diese Funktion ist von unschätzbarem Wert im hektischen Alltag.

Gesunder Schlaf segelt in Wellen durch die Nacht

Nur im Schlaf ist der Mensch frei davon, berufliche und soziale Herausforderungen bestehen zu müssen. Ein erholsamer Schlaf ist damit – abgesehen von seiner physiologischen Notwendigkeit – auch gesellschaftlich von größter Bedeutung. Wie bereits beschrieben, durchläuft der Mensch während des Schlafs verschiedene Schlafstadien, die sich in ihrer Tiefe und Aktivität unterscheiden. Diese Schlafstadien sind entscheidend für die Qualität des Schlafs und haben einen großen Einfluss auf unser Wohlbefinden und unsere Leistungsfähigkeit im Alltag. In der modernen Schlafforschung unterscheiden wir vier Schlafstadien (Non-REM 1 bis 3 und REM). Die vierte Phase wird als REM-Phase bezeichnet, dahinter verbergen sich viele spannende Abläufe.

Das Durchlaufen sämtlicher Schlafstadien wird „Schlafzyklus" genannt. Dieser dauert im Schnitt ca. 90 Minuten. Je nach Gesamtschlafdauer kommt ein Mensch damit auf ca. vier bis fünf Schlafzyklen pro Nacht. Bei Erwachsenen variiert die benötige Schlafdauer zwischen fünf und neun Stunden pro Nacht, wobei nur etwa zehn Prozent der Bevölkerung mit fünf bis sechs Stunden Schlaf auskommen, zehn Prozent der Menschen brauchen acht bis neun Stunden und 70 bis 80 Prozent der Bevölkerung brauchen sieben bis acht Stunden Schlaf, um langfristig gesund und fit zu sein.

Was heißt REM-Schlaf?

REM steht für Rapid Eye Movements, übersetzt: schnelle Augenbewegungen. Nachweisbar sind die einzelnen Schlafstadien über Hirnstrommessungen (EEG), Messungen der Augenbewegungen (EOG) und der Muskelspannung (EMG). Aus diesen drei Parametern setzt sich das sogenannte Schlaftiefenprofil

(Hypnogramm) zusammen. Etwa 20 bis 25 Prozent der Schlafenszeit eines Erwachsenen sollten auf den REM-Schlaf entfallen, bei Neugeborenen ist es deutlich mehr.

Unsere Schlafphasen im Überblick:

Schlafstadium 1 bezeichnet den Übergang vom Wach- zum Schlafzustand bzw. ganz leichten Schlaf.

Schlafstadium 2 markiert den Zeitpunkt des tatsächlichen Einschlafens und gilt als mitteltiefer Schlaf, in dem wir die meiste Zeit der Nacht (40 bis 50 Prozent) verbringen. Die Körpertemperatur sinkt und die Herzfrequenz verlangsamt sich.

Im Schlafstadium 3 ist der Tiefschlaf erreicht. Ein Zustand des tiefen und erholsamen Schlafs, auch bekannt als Langsamwellen-Schlaf oder Delta-Schlaf. Die Frequenz der Gehirnwellen sinkt in diesem Stadium ab. Die Muskeln entspannen sich, der Körper repariert, regeneriert und erneuert Zellen und Gewebe. Wachstumshormon wird freigesetzt, das Immunsystem arbeitet auf Hochtouren, Knochen, Haut und Muskeln wachsen und Energiespeicher werden aufgefüllt.

Nun folgt der REM-Schlaf, in dem unsere Muskelspannung am meisten herabgesetzt ist, die Hirndurchblutung dafür fast so hoch ist wie im Wachzustand. Die erste REM-Phase kommt im Schnitt nach 60 bis 90 Minuten Schlaf und dauert ca. 10 Minuten. In den folgenden Schlafzyklen der Nacht verlängern sich die REM-Phasen. Die letzte Phase des REM-Schlafs kann bis zu einer Stunde andauern.

Schlafen – um besser zu lernen

Schlafen ist nicht nur ein Zustand der Ruhe, sondern auch eine Zeit intensiver geistiger Aktivität. Besonders wenn es ums Lernen geht, spielt der Schlaf eine entscheidende Rolle. Während wir träumen, werden neue Gedächtnisinhalte abgespeichert, seelische Erlebnisse verdaut, und unser Gehirn formt neue Nervenverbindungen, um Informationen effizienter zu verarbeiten.

Für das Lernen des Gehirns ist vor allem der REM-Schlaf bedeutsam, während der Tiefschlaf für das Lernen des Immunsystems wichtig ist. In diesen Phasen werden die am Tag gesammelten Informationen verarbeitet und in das Langzeitgedächtnis des Gehirns und des Immunsystems überführt. Wenn wir nicht genügend Tiefschlaf oder REM-Schlaf bekommen, sei es aufgrund von Schlafstörungen oder anderen Ursachen, kann dies zu Beeinträchtigungen des Gedächtnisses und der Immunabwehr führen.

Unser Gehirn und unser Immunsystem funktionieren dabei wie ein Computer, der Informationen in Form von Dateien speichert. Während des Tiefschlafs und des REM-Schlafs werden diese Dateien komprimiert und in das Langzeitge-

Nur die Ruhe

ist die Quelle

jeder **großen Kraft.**

Marc Aurel

dächtnis überführt, um Platz für neue Informationen zu schaffen. Ohne ausreichenden Schlaf würden diese Dateien möglicherweise überschrieben werden, und wichtige Informationen gingen verloren.

Wie viel Schlaf brauche ich?

Die Frage, wie viel Schlaf wir benötigen, lässt sich nicht pauschal beantworten. Vielmehr ist der Schlafbedarf stark individuell und von genetischen Faktoren beeinflusst.
Im Durchschnitt benötigen die meisten Menschen sieben bis acht Stunden Schlaf pro Nacht, um sich ausgeruht und erholt zu fühlen. Kinder benötigen sogar noch mehr Schlaf als Erwachsene, während ältere Menschen oft mit fünf bis sechs Stunden auskommen. Doch warum fällt es vielen Menschen schwer, ausreichend Schlaf zu bekommen? Oft liegt es daran, dass wir uns selbst daran hindern – sei es bewusst oder unbewusst.

Was braucht mein Schlaf?

Unser Organismus ist auf feste Rhythmen und Bedingungen angewiesen, um optimal zu funktionieren. Wenn wir diese ignorieren, gerät unser gesamtes System aus dem Gleichgewicht.
Früher, vor etwa 150 Jahren, richteten sich die Menschen noch stark nach den natürlichen Taktgebern. Sie standen mit den Hühnern auf und gingen früh schlafen. Nach einem Tag harter körperlicher Arbeit im Freien. Elektrisches Licht, Fernseher, Handys und Computer existierten damals noch nicht und störten den Schlaf nicht. Mit der Erfindung der Glühlampe durch Thomas Alva Edison im Jahr 1879 änderte sich jedoch alles. Plötzlich konnten die Menschen sich unabhängig von den natürlichen Lichtverhältnissen machen. Doch dieser scheinbare Fortschritt hatte auch negative Auswirkungen auf unseren Schlaf, wie wir heute wissen.
Die moderne Arbeitswelt hat eine tiefgreifende Auswirkung auf unsere Schlafgewohnheiten.
Eine umfassende Schlafstudie, die ich 2017 gemeinsam mit meinem Kollegen Professor Peter Young von der Universität Münster durchgeführt habe, offenbarte erschreckende Fakten über den Schlaf von Berufstätigen in Deutschland. Berufstätige schlafen im Durchschnitt weniger und schlechter als Menschen, die nicht arbeiten.
Während Nichtberufstätige im Schnitt 7 Stunden und 18 Minuten schlafen, reduziert sich die Schlafdauer bei Berufstätigen auf durchschnittlich 6 Stunden und 42 Minuten. Dabei wünscht sich mehr als die Hälfte der Gutverdiener, die über 3.500 Euro netto pro Monat verdienen, mehr Schlaf. Lediglich jeder sechste Berufstätige fühlt sich morgens topfit, im Vergleich zu jedem vierten Nichtberufstätigen.

DAS PASSIERT ALLES (WIE) IM SCHLAF

Entspannung und Regeneration des Halteapparats:

Im Schlaf entspannen sich unsere Muskeln und Sehnen, während unsere Bandscheiben mit Flüssigkeit versorgt und elastisch gehalten werden. Dies fördert die Regeneration des gesamten Bewegungsapparats.

Hautregeneration und Schönheitsschlaf:

Unsere Haut regeneriert sich während des Schlafs, was sie strahlender und jugendlicher aussehen lässt. Dies erklärt den Begriff „Schönheitsschlaf".

Wachstumshormon für Knochen- und Muskelaufbau:

Das im Schlaf ausgeschüttete Wachstumshormon (Somatotropin) unterstützt den Aufbau von Knochen und Muskeln, was besonders für das Wachstum bei Kindern und Jugendlichen wichtig ist.

Reparatur geschädigter Zellen und Membranen:

Im Schlaf werden geschädigte Zellen und Membranen repariert, was zur allgemeinen Gesundheit und Funktionsfähigkeit des Körpers beiträgt.

Energieeffizienz und Gewichtsregulation:

Obwohl wir im Schlaf weniger Kalorien verbrennen als im Wachzustand, können wir dennoch abnehmen, wenn wir spätabends und nachts keine Nahrung mehr zu uns nehmen. Der Körper nutzt die Ruhephase, um Fett effizienter zu verbrennen.

Rerhythmisierung der Organfunktionen:

Im Schlaf werden die Organfunktionen wieder in ihren natürlichen Takt gebracht, was zur Gesundheit und Ausgeglichenheit beiträgt.

Stärkung des Immunsystems:

Während des Schlafs trainiert und kämpft unser Immunsystem – insbesondere in der ersten Schlafhälfte – gegen Krankheitserreger und Infektionen an.

Aktivität wichtiger Hormone:

Viele Hormone sind nachts aktiv und steuern lebenswichtige Prozesse im Körper wie den Stoffwechsel, den Blutdruck und den Schlaf-wach-Rhythmus.

Neuronales Wachstum und Gedächtniskonsolidierung:

Das Nervensystem und das Gehirn knüpfen und erweitern ihre neuronalen Netze, während erlebte Ereignisse verarbeitet und Gedächtnisinhalte im Langzeitgedächtnis verankert werden.

Verdauung der Seele:

Unsere Seele verarbeitet im Traum ihre Themen und Erlebnisse, was zu einer psychischen Entlastung und Ausgeglichenheit beiträgt.

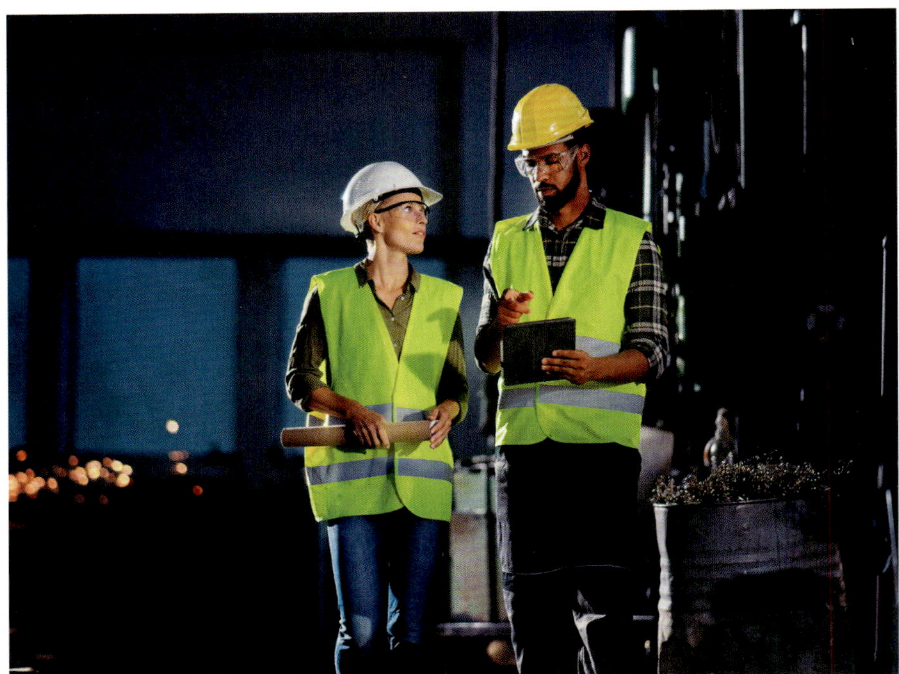

Schichtarbeit

Für die meisten Menschen ist es nicht ideal, während der Nacht zu arbeiten. Dennoch gibt es Berufe, bei deren Ausübung Nachtschichten unumgänglich sind. Die betriebliche Gesundheitsförderung und die Medizin streben danach, Schichtarbeiterinnen und Schichtarbeitern optimale Arbeitsbedingungen zu bieten und regelmäßige Untersuchungen durchzuführen, um die gesundheitlichen Risiken, insbesondere bei Nachtarbeit, zu minimieren.

Menschen, die eher spät ins Bett gehen (Eulen), können Nachtarbeit in der Regel besser vertragen als Frühaufsteher (Lerchen), da sie ohnehin mehr nachtaktiv sind und somit weniger stark gegen ihren natürlichen Rhythmus arbeiten müssen. Lerchen profitieren eher von einem frühen Arbeitsbeginn, während Mischtypen besser mit regulären Arbeitszeiten zurechtkommen. In einigen Unternehmen, vor allem in den USA, werden Mitarbeiter auf ihren Chronotyp hin untersucht und entsprechend ihren biologischen Präferenzen eingesetzt. Diese Maßnahmen tragen dazu bei, die negativen Auswirkungen von Schichtarbeit zu mildern.

Auswirkungen von Schichtarbeit

Statistisch gesehen können junge Menschen sechs bis sieben Jahre Schichtarbeit gut bewältigen. Doch danach steigt das Risiko für verschiedene Krankheiten deutlich an. Dies bedeutet nicht zwangsläufig, dass tatsächlich jede Schichtarbeiterin und jeder Schichtarbeiter krank wird. Jedoch entwickeln viele im Laufe ihres Lebens Störungen in den verschiedenen Organsystemen. Diese können sein:

- Verdauungssystem: Reflux, Gastritis, Reizmagen- und Reizdarmsyndrom, chronisch entzündliche Darmerkrankungen, Fettleber.
- Herz-Kreislauf-System: Bluthochdruck, Herzrhythmusstörungen, koronare Herzkrankheit, Arteriosklerose.
- Muskel- und Skelettsystem: Verspannungen, Rückenschmerzen und andere Beschwerden.
- Nervensystem und Psyche: Innere Unruhe, Nervosität, Erschöpfung, Burnout, Depression und Angststörungen.
- Schlafstörungen: Ein- und Durchschlafstörungen, Schnarchen, Schlafapnoe sowie Schlafrhythmusstörungen.

Schichtarbeitsbedingte Schlafstörungen

Die innere Uhr von Schichtarbeitern tickt oft gegenläufig zur äußeren Uhr des Tag-Nacht-Rhythmus, was zu zirkadianen Schlafstörungen führt. Dadurch geraten viele Körperfunktionen aus dem Gleichgewicht, was die genannten Schlafstörungen und Erkrankungen begünstigt. Obwohl Tagschlaf besser ist als kein Schlaf, ist er in der Regel weniger erholsam und gesund als Nachtschlaf und kann sich negativ auf den Organismus auswirken.

Blaulicht als Schlafkiller

Bereits vor der Pandemie zählten Handy und Tablet zu unseren unverzichtbaren Dauerbegleitern: kurz E-Mails checken, Nachrichten lesen, in den sozialen Netzwerken die Tageshighlights posten ... Nicht selten sind Handy oder Tablet das Letzte, was wir am Abend sehen, und das Erste, womit wir morgens den Tag starten. Was viele nicht wissen: Blaulicht am Abend sorgt dafür, dass wir das lebenswichtige Schlafhormon Melatonin nicht bilden können. Zu viel Blaulicht signalisiert dem Körper, es sei noch Tag, und lässt uns schlecht oder gar nicht einschlafen.

Wie kann man sich vor Blaulicht schützen?

- Nutzung von Blaulichtfiltern: Viele elektronische Geräte bieten mittlerweile die Möglichkeit, den Blaulichtanteil des Bildschirms zu reduzieren oder zu filtern. Diese Funktionen können aktiviert werden, um die Belastung mit blauem Licht vor dem Schlafengehen zu verringern.

- **Bildschirmzeit begrenzen:** Es ist ratsam, die Nutzung von Handys, Tablets und Computern mindestens eine Stunde vor dem Schlafengehen zu reduzieren oder bestenfalls ganz einzustellen. Diese Maßnahme gibt unserem Gehirn die Möglichkeit, sich auf den Schlaf vorzubereiten und die natürliche Produktion von Melatonin zu fördern.
- **Alternativen finden:** Anstatt vor dem Schlafengehen elektronische Geräte zu nutzen, können wir entspannende Aktivitäten wie Lesen, Meditieren oder das Hören beruhigender Musik wählen. Diese helfen dabei, den Geist zu beruhigen und den Übergang in den Schlaf zu erleichtern.

Indem wir uns bewusst mit den Auswirkungen von blauem Licht auseinandersetzen und entsprechende Maßnahmen ergreifen, können wir unseren Schlaf schützen und für eine erholsame Nachtruhe sorgen.

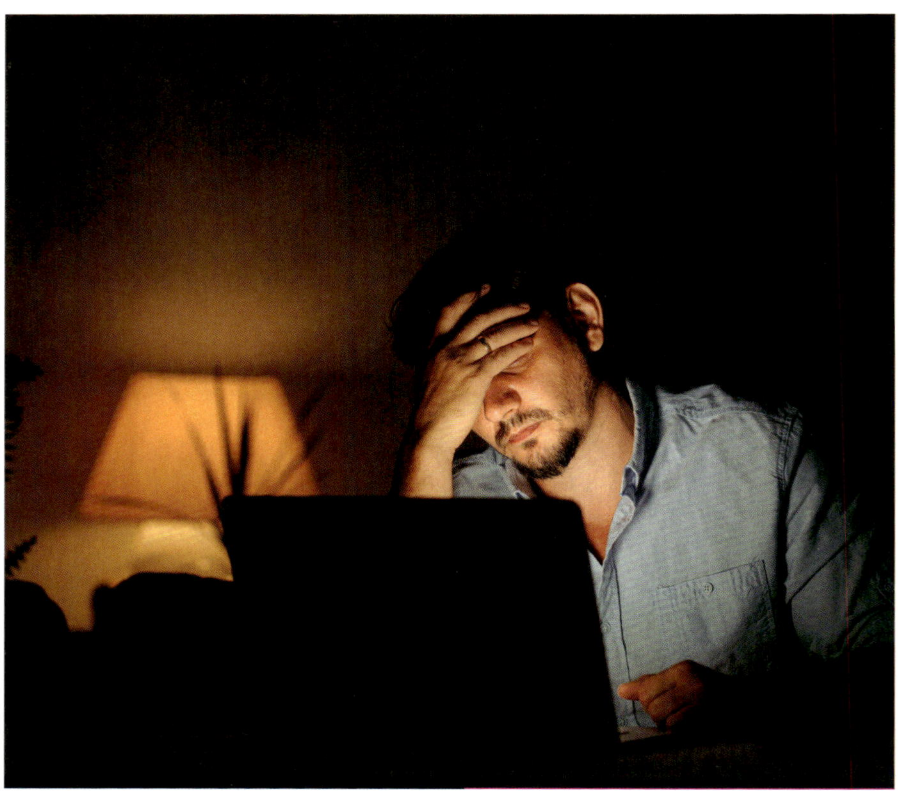

Was der **Schlaf** für den Körper,
ist die **Freude** für den Geist:
Zufuhr neuer **Lebenskraft.**

Rudolf von Jhering

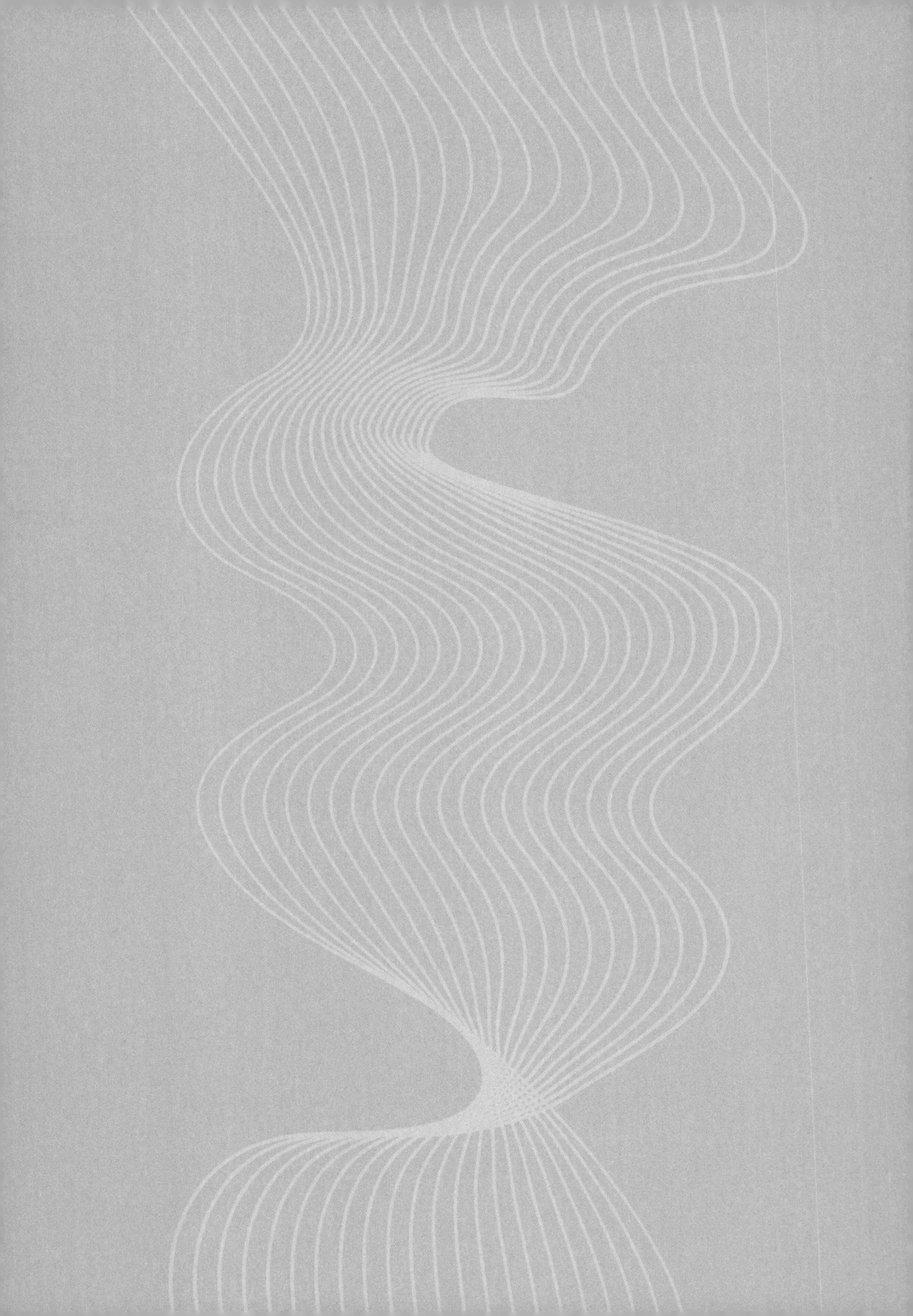

SCHLAFSTÖRUNGEN UND IHRE URSACHEN

Über 40 Prozent der Bevölkerung leiden unter zeitweisen Schlafstörungen und jeder Zehnte sogar unter dauerhaften. In diesem Kapitel erfahren Sie alles über die klassischen Schlafräuber und deren Ursachen. Es enthält auch einen Schlafcheck, mit dessen Hilfe Sie herausfinden können, welche Schlafstörung Sie wahrscheinlich haben.

DIE KLASSISCHEN SCHLAFRÄUBER

Jeder kennt das Problem, nicht einschlafen zu können oder nachts plötzlich wach zu liegen. Leichte Schlafstörungen werden oft durch Veränderungen im Alltag ausgelöst.

Der Schlaf als Regenerator

In meiner Praxis höre ich oft von Patienten, die mit diesen Problemen zu kämpfen haben: „Ich fühle mich, als wäre mein Akku komplett leer", sagen sie. Tatsächlich ist Schlaf für unseren Körper und Geist das, was das Aufladen für ein Handy ist. Wenn wir abends unser Smartphone an die Steckdose hängen, ist es am nächsten Morgen wieder voll einsatzbereit. Wenn die Ladezeit jedoch zu kurz oder das Ladekabel defekt ist, gibt das Handy tagsüber schnell den Geist auf. Genauso braucht unser Körper den Schlaf, um sich zu entspannen, zu regenerieren und neue Energie zu tanken. Wenn wir zu wenig Schlaf bekommen, werden wir auf Dauer müde und schlapp.

Symptome, Auswirkungen und Gegenmaßnahmen

Es ist normal, gelegentlich spät ins Bett zu kommen oder eine unruhige Nacht zu haben, aber wenn sich das zur Gewohnheit entwickelt, wird die Welt bald düster. Stundenlanges Wälzen im Bett in der Nacht und ein Mangel an Energie tagsüber sind nur zwei Begleiterscheinungen dieses Leidens. Die Betroffenen fühlen sich oft ausgelaugt, weniger leistungsfähig, unkonzentriert, dünnhäutig, launisch und schläfrig – einfach komplett erschöpft. Stressbedingte Schlafstörungen sind ein weitverbreitetes Symptom und ziehen sich durch alle Altersstufen. Eine hohe Belastung im Alltag oder Beruf, Kinder und Familie, private oder persönliche Veränderungen, aber auch die falsche Schlafumgebung sorgen dafür, dass wir nicht in den Schlaf finden. Gelegentliche Schlafprobleme kann man gut selbst behandeln. Achten Sie darauf, dass Ihr Schlafzimmer kühl, dunkel und ruhig ist. Nehmen Sie vor dem Schlafengehen keine schweren Speisen zu sich, verzichten Sie auf Alkohol und schenken Sie Ihrem Körper Ruhe mit einem Buch oder entspannender Musik. Legen Sie das Handy einfach

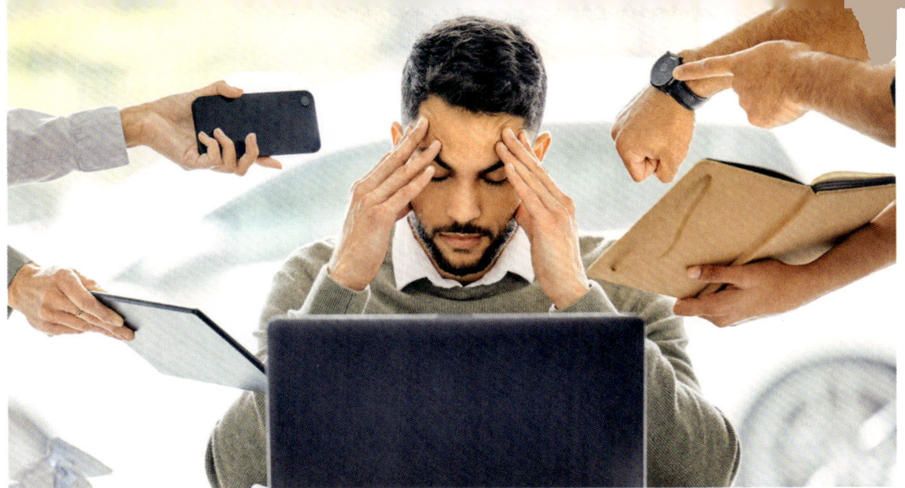

weg und genießen Sie einen beruhigenden Tee. So bekommen Sie leichte Schlafstörungen oft gebessert.

Der Kampf ums Loslassen

Natürlich wollen wir alle besser und mehr schlafen, aber hier liegt oft ein Dilemma. Denn je mehr wir uns unter Druck setzen, desto schwerer fällt es, einzuschlafen oder durchzuschlafen. Es geht also ums Loslassen. Der Schlaf lässt sich nicht erzwingen, er kommt nur dann zu uns, wenn wir ihm die richtigen Bedingungen bieten. Aber wie sollen wir etwas loslassen, das wir so dringend brauchen?

Wann gelten Schlafstörungen als krankhaft?

Die Grenze zwischen gelegentlichen Schlafproblemen und krankhaften Schlafstörungen ist nicht immer klar. Typischerweise werden Symptome wie lange Einschlafdauer, häufiges und frühes Erwachen, Schlaflosigkeit und Tagesmüdigkeit als Leitsymptome betrachtet. Die sog. „Dreierregel" besagt: Sollten solche Symptome über einen Zeitraum von mindestens drei Wochen an drei Tagen pro Woche auftreten und den Betroffenen mindestens drei Stunden pro Nacht belasten, sollte medizinische Hilfe in Anspruch genommen werden, damit sich die Schlafstörung nicht festsetzt und nach den Ursachen geschaut werden kann.

Das ganze Spektrum der Schlafstörungen

Die offizielle Klassifikation von Schlafstörungen umfasst eine Vielzahl von Störungen, die je nach Klassifikationssystem variieren können. Hier sind einige der häufigsten:

- Insomnien: Diese umfassen anhaltende Ein- und Durchschlafschwierigkeiten oder zu frühes Erwachen, begleitet von schlechter Schlafqualität und Beeinträchtigung des Tagesbefindens. Die Ursachen für Insomnien können vielfältig sein, einschließlich Stress, Angstzuständen oder Depressionen.

- Schlafbezogene Atmungsstörungen: Dazu gehören Schnarchen, obstruktive Schlafapnoe und andere Atemstörungen, die den Schlaf beeinträchtigen und zu Tagesschläfrigkeit führen können.
- Hypersomnien: Diese Störungen äußern sich durch übermäßige Tagesmüdigkeit und Schlafanfälle. Eine seltene Form ist die Narkolepsie, die zu plötzlichen Schlafattacken führen kann.
- Zirkadiane Schlaf-wach-Rhythmusstörungen: Wenn der individuelle Schlaf-wach-Rhythmus nicht mit dem natürlichen Hell-Dunkel-Wechsel übereinstimmt, kann dies zu Schlafstörungen führen. Schichtarbeit und Jetlag sind typische Auslöser.
- Parasomnien: Dazu gehören Schlafwandeln, Pavor nocturnus (Nachtschreck) und andere ungewöhnliche Verhaltensweisen während des Schlafs, die zu einer gestörten Nachtruhe und Tagesbeeinträchtigungen führen können.
- Schlafbezogene Bewegungsstörungen: Hierzu zählen das Restless-Legs-Syndrom, periodische Extremitätenbewegungen und Bruxismus (Zähneknirschen), die den Schlaf stören und zu Tagesmüdigkeit führen können. Bei Bruxismus beispielsweise können Aufbissschienen – auch „Knirscherschienen" genannt – helfen. Sehr häufig tritt das Knirschen aber auch als Folge von Schnarchen und zu flacher Atmung auf und geht weg, wenn die Atmungsstörung beseitigt ist.

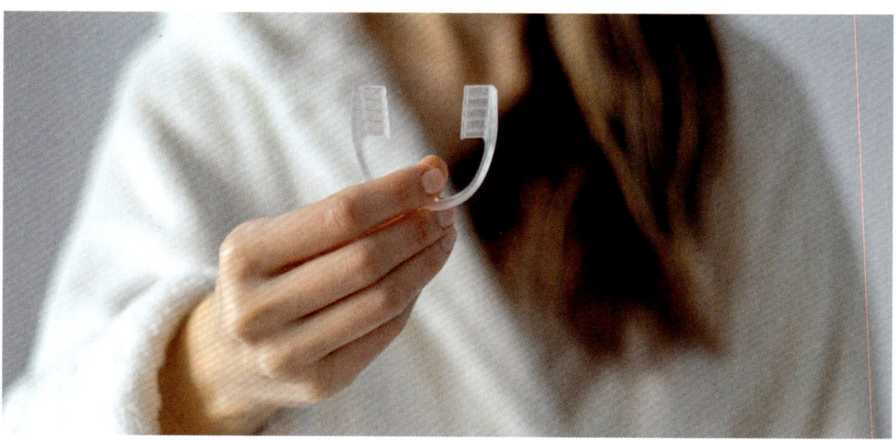

PSYCHISCH BEDINGTE SCHLAFSTÖRUNGEN

Gehören Sie auch zu den Menschen, die in der Nacht von unerwünschten Gedanken, Gefühlen und Grübeleien überrollt werden? Was Sie dagegen vorbeugend tun können, erfahren Sie in diesem Kapitel.

Wenn unsere Gedanken den Schlaf lähmen

Angst und Existenzsorgen

Angst ist ein mächtiger Schlafstörer, der viele Menschen in seinen Klauen gefangen hält. Sie kann viele Formen annehmen, von der Angst vor der Zukunft bis hin zur Sorge um die Familie und den Job. Diese Ängste wurzeln oft tief in unserem Inneren und beeinflussen unser tägliches Leben sowie unseren Schlaf. Der Begriff „Angst" stammt vom lateinischen Wort „angustia", was Enge bedeutet. Diese Enge spüren wir nicht nur in bedrohlichen Situationen, sondern auch im Alltag, wenn uns bestimmte Umstände über den Kopf zu wachsen drohen oder wir uns in unbekannten Gewässern bewegen.

In einer Gesellschaft des Überflusses und der Sicherheit mag es paradox erscheinen, dass so viele Menschen von Ängsten geplagt sind. Trotz materiellen Wohlstands und Fortschritts fühlen sich viele unzufrieden und ängstlich. Das Streben nach mehr und die ständige Vergleichskultur tragen dazu bei, dass wir uns ständig unter Druck setzen und Ängste entwickeln.

Im Kampf mit dem Gedankenkarussell

Die Anspannung im Bett führt dazu, dass unser Gehirn besonders aktiv wird. Es verfängt sich in einem endlosen Kreislauf aus Gedanken und Grübeleien, die sich oft um unsere Ängste und Probleme drehen. Während angenehme Erlebnisse und positive Gedanken tagsüber eher im Hintergrund bleiben, kommen unerwünschte Gedanken und Gefühle abends im Bett plötzlich auf die Bühne.

Stress

In unserer modernen Welt ist eines gewiss: Unsicherheit. Früher mögen die

Dinge stabiler erschienen sein, heute jedoch ist offensichtlich alles im Wandel. Berufliche Sicherheit, finanzielle Stabilität und sogar unsere persönlichen Beziehungen sind von ständiger Veränderung geprägt. Die schnelle Abfolge von Ereignissen und Informationen verstärkt das Gefühl der Unsicherheit. Wir haben kaum noch Zeit, stabile Bindungen aufzubauen oder uns mit neuen Informationen auseinanderzusetzen, bevor schon die nächste Welle des Wandels kommt.

Zu viel Hektik im Alltag

Die Welt dreht sich scheinbar immer schneller. Die Zeit vergeht im Eiltempo und wir hetzen von einem Termin zum nächsten. Die ständige Beschleunigung des Lebens verursacht Stress und Überforderung. Es bleibt kaum Zeit, um innezuhalten und sich zu erholen. Unsere Tage sind vollgepackt mit Verpflichtungen und Aufgaben und wir fühlen uns ständig gehetzt und gestresst.

Der Verlust des Transzendenten

Früher spielten Religion und Spiritualität eine bedeutende Rolle im Leben vieler Menschen. Der Glaube bot Trost, Hoffnung und eine Verbindung zu etwas Größerem als uns selbst. Doch in einer zunehmend säkularisierten Gesellschaft haben diese traditionellen Quellen der Unterstützung an Bedeutung verloren. Ohne einen transzendentalen Bezugspunkt fehlt uns oft der Rahmen, um unsere Ängste und Sorgen zu verarbeiten.

Meine Tipps bei psychisch bedingten Schlafstörungen

Was Sie tun könnnen, um auch in unsicheren Zeiten Schlaf zu finden, Ihre Energien aufzutanken und damit auch Ihr Immunsystem zu stärken:

- Behalten Sie einen geregelten Tagesablauf bei. Wecker stellen, aufstehen, dem Tag Struktur geben und möglichst immer zur gleichen Zeit ins Bett gehen. Das stabilisiert die innere Uhr.
- Gehen Sie öfter an die frische Luft. Ein Spaziergang im Freien oder im Wald tut Körper und Seele gut. Sonnenstrahlen regen die Vitamin-D-Produktion nach der langen Winterphase an, das stärkt Knochen, Nerven und Immunsystem.
  Die Sorgen werden dadurch sicherlich nicht kleiner, aber der Körper kann widerstandsfähiger werden und das Gedankenkarussell kann vielleicht kurz abschalten. Bewegung schüttet auch Entspannungshormone aus.
- Legen Sie auch mal das Handy weg. Es kursieren unzählige Schreckensmeldungen in den Medien und Social-Media-Plattformen, die unsere Ängste oft nur noch verstärken. Vieles, das wir tagsüber nicht verarbeiten können, nehmen wir mit in die Nacht. Die Folgen sind lange Wachphasen, unruhiger Schlaf und das Gefühl, in

einen Teufelskreis zu geraten. Suchen Sie sich einige wenige Informationsquellen als Basis aus und versuchen Sie – trotz aller Probleme –, sich nicht hineinzusteigern.

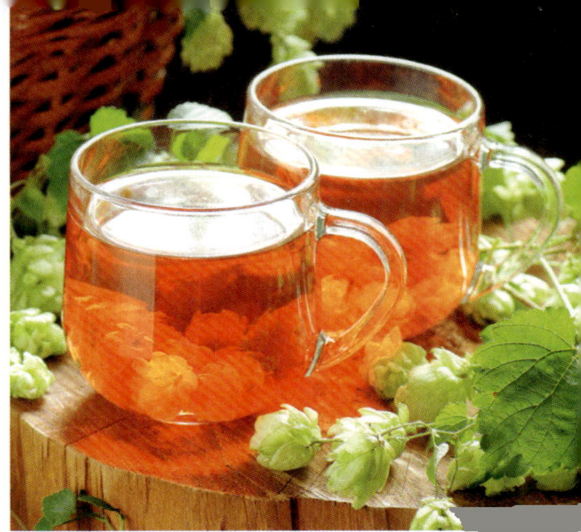

- Achten Sie auf Ihr Schlafzimmer: Das regelmäßige Durchlüften des Schlafraumes ist besonders wichtig. Das Schlafzimmer sollte kühl (18 bis 20 Grad), dunkel und leise sein. Zu viel helles Licht im Bett stört die Produktion des Schlafhormons Melatonin, das zusätzlich antientzündlich wirkt.
- Schaffen Sie sich Einschlafrituale. Nicht die letzte Mail sollte Ihre Schlaflektüre sein, sondern vielleicht ein beruhigendes Buch, entspannende Musik oder ein schöner Schlafpodcast. Hier gibt es verschiedene Angebote für Traumreisen und Entspannungsübungen, die Ihnen helfen können, zur Ruhe zu kommen. Ab und zu nachts mal wach zu werden, ist nicht immer unbedingt schlimm. Wer länger als zehn Minuten wach liegt, kann in ein anderes Zimmer gehen, dort bei gedimmtem Licht lesen oder Musik hören, auf den nächsten toten Punkt warten und dann wieder ins Bett zurückkehren.
- Beruhigende Tees, Düfte und Aromen oder Öle wie z.B. Lavendel oder Zirbe können helfen, den Körper auf den Schlaf vorzubereiten. Auch wenn manchmal der Griff zum Alkohol zum Verdrängen der Sorgen naheliegend erscheint: Ihr Schlaf leidet darunter und die Folgen sind Schlafprobleme und gesundheitliche Schäden.
- Schlaffördernde frei verkäufliche Mittel gibt es als Pulver, Tabletten oder Sprays mit verschiedenen bekannten schlaffördernden Wirkstoffen, die man durchaus mal für ein paar Tage oder Wochen ausprobieren kann, wenn man sich an die empfohlenen Dosierungen hält.
Hierzu gehören u.a. Hopfen, Melisse, Passionsblume, Baldrian, Lavendel, der Eiweißstoff L-Tryptophan und das inzwischen bis 1 Milligramm frei verkäufliche Melatonin. Kombinationspräparate wirken manchmal besser als Einzelsubstanzen. Sollten Ihre Schlafstörungen länger als 4-6 Wochen am Stück auftreten, gehen Sie zum Arzt und lassen Sie sich untersuchen, damit sich die Schlafstörung nicht festsetzt.

PHYSISCH BEDINGTE SCHLAFSTÖRUNGEN

Zu den häufigsten Gründen für dauerhaft schlechten Schlaf zählen atmungsbedingte Schlafstörungen. Aber warum leiden so viele Menschen unter Schnarchen und Schlafapnoe? Und was kann man dagegen tun?

Schnarchen

Jeder Dritte schnarcht im Schlaf, besonders häufig betroffen sind Männer.
Doch auch bei Frauen nimmt die Ronchopathie – so der Fachbegriff für Schnarchen – mit dem Alter und mit steigendem Gewicht zu. Leichtes Schnarchen ist für die Gesundheit meist ungefährlich. Der Schnarcher selbst merkt sein „Sägen" oft gar nicht. Trotzdem beeinflusst es die Tiefschlafphasen, sodass eine nächtliche Erholung ausbleiben kann. Auch der Partner oder die Partnerin hat oft keinen geruhsamen Schlaf. Besonders lautes und unregelmäßiges Schnarchen kann zudem ein Anzeichen für Atmungsstörungen sein. Vor allem wiederholte Atemstillstände, die sogenannte Schlafapnoe, sollte ärztlich untersucht werden.

Die typischen Schnarchgeräusche können gleich an mehreren Stellen im oberen Atemweg entstehen. Immer wenn die Luft beim Atmen auf einen Widerstand trifft, führt dies zu einer mehr oder weniger lauten Vibration des weichen Gewebes im Mund- und Rachenraum: vor allem an den Engstellen des Atemwegs wie an den Mandeln, dem Zungengrund oder dem Gaumensegel, an dem das Zäpfchen hängt. Wenn der Körper im Schlaf entspannt und die Muskeln erschlaffen, wird der Rachenraum grundsätzlich etwas enger. Liegt man dann noch auf dem Rücken, klappt der Unterkiefer nach unten, die Zunge rutscht nach hinten in den Rachen und verengt damit den Atemweg. Alles, was den Rachenraum verkleinert und somit den Atemweg im Schlaf schmäler macht, kann für Schnarchen sorgen – egal, ob es eine Milbenallergie, ein Schnupfen mit angeschwollenen Nasenschleimhäuten, Polypen oder eine chronische Entzündung der Nasennebenhöhlen ist.

Auch anatomische Ursachen wie ein zu kleiner Unterkiefer, eine große Zunge, vergrößerte Rachenmandeln, eine verformte Nasenscheidewand oder ein verlängerter weicher Gaumen mit vergrößertem Zäpfchen sind möglich. Da Muskeln und Gewebe im Laufe der Jahre erschlaffen, nimmt das Schnarchen zudem im Alter an Häufigkeit und Lautstärke zu. Dann fangen auch Frauen an zu schnarchen, die zuvor durch eine höhere Menge an weiblichen Hormonen davor geschützt waren.

Eine weitere häufige Ursache ist Übergewicht. Dies geht mit vermehrter Fetteinlagerung in den Halsweichteilen und damit einer weiteren Racheneinengung einher.

Aber auch Schlaftabletten oder abendlicher Alkoholkonsum senken die Muskelspannung im Körper und sorgen dafür, dass unser Rachengewebe erschlafft und das Schnarchen verstärken.

Schlafapnoe und ihre Formen

Apnoen (Atemaussetzer) entstehen meist dadurch, dass der dicke Muskel unter der Zunge nach hinten sinkt und den Rachen dicht macht. Da geht dann erst mal kein Atem mehr durch. Die plötzliche Stille im Raum oder auch das anschließende heftige Zucken und Schnappen nach Luft kann für die Bettnachbarin oder den Bettnachbarn sehr erschreckend sein. Für die Apnoiker selbst ist es aber noch viel stressiger, da der Körper mehrfach in der Nacht in den Zustand des „Erstickens“ gebracht wird, ohne dass sie es bewusst merken.

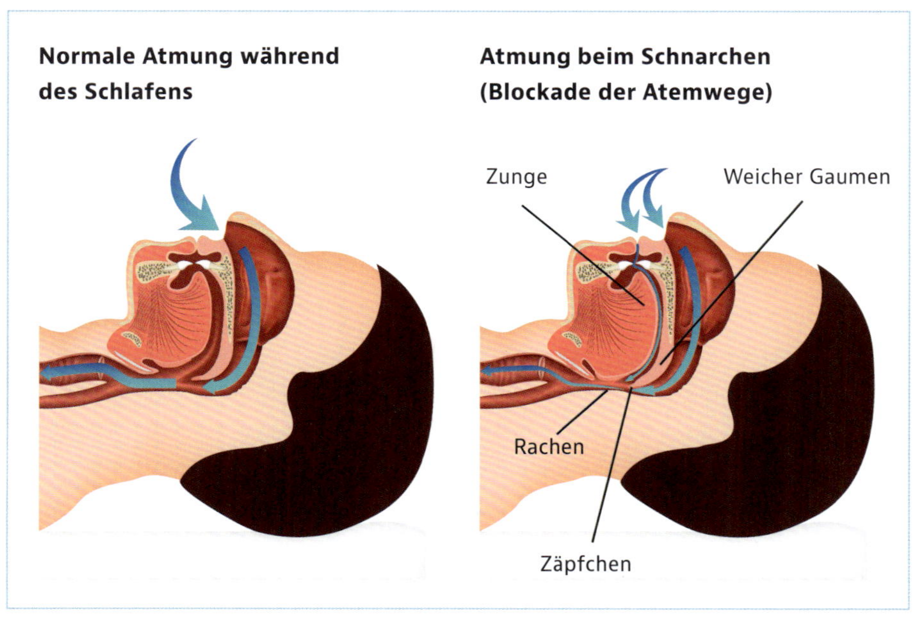

Den Puls des
eigenen Herzens fühlen.
Ruhe im Inneren, Ruhe im Äußeren.
Wieder **Atemholen** lernen,
das ist es.

Christian Morgenstern

OSAS – das obstruktive Schlafapnoe-Syndrom

Jeder dritte unbehandelte starke Schnarcher bekommt im Laufe des Lebens ein obstruktives Schlafapnoe-Syndrom (OSAS). Schuld an der Misere ist das allgemein erschlaffte Gewebe im Rachenraum, aber vor allem das Schnarchen: Weil Gaumensegel und Zäpfchen dabei ständig flattern müssen, leiern sie regelrecht aus. Gemeinsam mit der Zunge lassen sie sich schließlich hängen. Keine Atemluft kann mehr hindurch.
Die Atemaussetzer können nur wenige Sekunden, aber auch bis zu zwei Minuten andauern. In der Schlafmedizin gilt eine Atempause ab zehn Sekunden als Apnoe. Leider wird das obstruktive Schlafapnoe-Syndrom oft nicht richtig erkannt. Einige Ärzte kennen das Krankheitsbild noch nicht oder nehmen es zumindest nicht ernst genug. Daten aus den USA, wo viel mehr epidemiologische Forschung betrieben wird als in Deutschland, zeigen, dass inzwischen schon etwa 13 Prozent der Männer und sechs Prozent der Frauen ein OSAS haben. Die Häufigkeit der obstruktiven Schlafapnoe ist in den letzten 20 Jahren deutlich gestiegen. Bei Patientinnen und Patienten mit Erkrankungen des Herz-Kreislauf-Systems tritt dieses Syndrom zwei- bis dreimal so häufig auf wie bei der Normalbevölkerung. Männer sind öfter betroffen als Frauen. Mehr zur Behandlung von OSAS auf S. 85 ff.

ZSAS – das zentrale Schlafapnoe-Syndrom

„Zentral" wird die Schlafapnoe genannt, wenn die Atemaussetzer mindestens zehn Sekunden lang andauern, die Ursache dafür aber nicht ein erschlaffter Rachen ist (wie bei der obstruktiven Schlafapnoe). Vielmehr fehlt hier der Atemantrieb durch das Atemzentrum, sodass weder Luft durchkommt noch Brustkorb und Bauch sich bewegen. Diese Sonderform der Apnoe kommt hauptsächlich bei Patientinnen und Patienten mit Herzerkrankungen (Herzinsuffizienz, Vorhofflimmern) und nach einem Schlaganfall vor.
Manchmal gibt es Mischformen zwischen zentraler und obstruktiver Schlafapnoe, die man dann „gemischte Apnoe" nennt. Solche Störungen lassen sich meistens nur im Schlaflabor diagnostizieren. Bei Patientinnen und Patienten mit Herzinsuffizienz findet man häufig ein spindelförmiges Atemmuster, das den besonderen Namen „Cheyne-Stokes-Atmung" trägt. Patienten mit zentraler und gemischter Schlafapnoe sollten mit speziellen Beatmungsgeräten behandelt werden (BIPAP/ST, ASV).

Andere Lufträuber

Upper Airway Resistance Syndrom (UARS)

Ein Syndrom betrifft viel mehr Menschen als die echte Schlafapnoe, bleibt jedoch häufig unentdeckt und wird unterschätzt: das Upper Airway Resistance Syndrom (UARS). Anders als bei der Schlafapnoe sinkt beim UARS der Sauerstoffgehalt im Blut nicht ab und es treten keine Apnoen oder Hypopnoen – das sind Ereignisse, bei denen es zu einer Verminderung des Atemflusses kommt – auf. Stattdessen wird die Atmung flacher, was zu Mikro-Weckreaktionen führt.

Beim UARS treten Atemflusslimitationen auf, die nicht sofort erkennbar sind, aber dennoch den Schlaf stören. Denn die Mikro-Weckreaktionen fragmentieren den Schlaf und beeinträchtigen dessen Qualität. Insbesondere Frauen, die unter Durchschlafstörungen und Tagesmüdigkeit leiden, könnten an UARS leiden, ohne es zu wissen. Oftmals wird dieses Syndrom übersehen und die Symptome auf Stress oder Hormonschwankungen zurückgeführt.

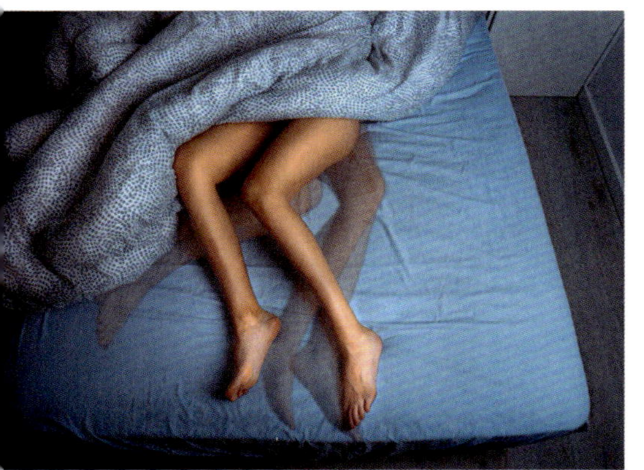

Die lautlose Gefahr bei Frauen: Silent Upper Airway Resistance Syndrom (SUARS)

Frauen schnarchen in der Regel weniger als Männer, aber das bedeutet nicht, dass sie vor UARS sicher sind. Das Gaumensegel flattert bei Frauen möglicherweise nicht so stark, was dazu führt, dass ihr Schnarchen kaum hörbar ist – daher der Begriff Silent Upper Airway Resistance Syndrom (SUARS).

Eine mögliche Lösung ist die Verwendung einer nächtlichen Unterkiefervorschubschiene, um die Atemwege zu öffnen und den nächtlichen Stress zu reduzieren. Oftmals verschwindet dann die Durchschlafstörung, der Schlaf wird tiefer, erholsamer und die Tagesmüdigkeit geht weg. Man muss es allerdings erkennen und der erste Schritt dazu ist, zu wissen, dass es so etwas gibt.

Weitere körperlich bedingte Schlafstörungen

Unruhige Beine – das Restless-Legs-Syndrom (RLS)

Man geht davon aus, dass deutschlandweit mehr als 100.000 Menschen unter dem Restless-Legs-Syndrom leiden. Die Beschwerden treten erst dann auf, wenn der Körper zur Ruhe kommt. In der Regel ist dies am Abend und in der Nacht. Dann macht sich ein Ziehen, Reißen oder auch Kribbeln in den Beinen bemerkbar. Von den RLS-Patienten werden

Der Schlaf zeigt uns die leisen
und eindringlichen Wahrheiten,
die der Lärm des Tages
nicht vordringen lässt
in **unser Herz.**

Konfuzius

DIE FOLGEN VON ATMUNGSBEDINGTEN SCHLAFSTÖRUNGEN IM ÜBERBLICK

- **Bluthochdruck**, der bei 80 % aller Schlafapnoikerinnen und Schlafapnoiker auch tagsüber auftritt.
- **Übergewicht,** das durch gestörten Schlaf und hormonelle Veränderungen begünstigt wird.
- **Reflux (Sodbrennen),** der durch den erhöhten Druck im Brustraum während des Schnarchens entstehen kann.
- **Asthma,** das durch Reflux und die wiederholten Atemaussetzer im Schlaf verschlimmert werden kann.
- **Erhöhte Infektanfälligkeit,** da der gestörte Schlaf das Immunsystem schwächt.
- **Atherosklerose,** eine Ablagerung von Fetten in die Arterienwände, die durch den Sauerstoffmangel und Stress während der Apnoe-Episoden begünstigt wird.
- **Insulinresistenz und Diabetes,** die durch die Ausschüttung von Stresshormonen im Schlaf begünstigt werden.
- **Erektile Dysfunktion und Impotenz,** die auf die schlechte Sauerstoffversorgung und den gestörten Schlaf zurückzuführen sind.
- **Herzinfarkt und Koronare Herzkrankheit (KHK),** für die durch die erhöhte Belastung des Herz-Kreislauf-Systems während der Apnoe-Episoden das Risiko zunimmt.
- **Vorhofflimmern,** eine Herzrhythmusstörung, die durch die erhöhte Belastung des Herzens während der Apnoe-Episoden ausgelöst werden kann.
- **Herzinsuffizienz,** eine Schwäche des Herzmuskels, die sich durch den gestörten Schlaf verschlimmern kann.
- **Schlaganfall,** der durch die mangelnde Sauerstoffversorgung des Gehirns während der sich wiederholenden Apnoe-Episoden begünstigt wird.
- **Depressionen,** die durch den gestörten Schlaf und die damit verbundenen hormonellen Veränderungen ausgelöst werden können.
- **Eventuell Demenz,** da wiederholte Sauerstoffmangelzustände das Risiko für kognitive Beeinträchtigungen erhöhen können.

diese Beschwerden und Missempfindungen meist recht unterschiedlich beschrieben. Sie können einseitig, beidseitig oder auch abwechselnd auf der einen oder anderen Seite auftreten. Neben den Beinen können auch die Arme oder auch – selten – die Brustwand betroffen sein.

Erst durch Bewegung lindern sich die Beschwerden. Oft kommt es so nachts zu schweren Schlafstörungen. Behandelt wird das RLS meist durch Medikamente (sog. Dopaminagonisten), die man auch zur Behandlung der Parkinsonkrankheit einsetzt. Wechselduschen der Beine können ebenfalls Linderung bringen.

Schlafwandeln – was steckt dahinter?

Der Somnambulismus – auch Schlafwandeln oder Nachtwandeln, historisch Mondsucht (Lunatismus) genannt – ist ein Phänomen, bei dem Schlafende ohne aufzuwachen das Bett verlassen, umhergehen und teilweise auch Tätigkeiten verrichten. Der jeweilige Vorfall dauert meist nur einige Minuten. Es handelt sich um einen eigenartigen Dämmerzustand. Trotz ihres schlafenden Zustandes nimmt die Person ihre Umgebung wahr. Über die Häufigkeit des Phänomens liegen nur Schätzungen vor. Bei Erwachsenen geht man von ein bis zwei Prozent chronischen Schlafwandlern aus, bei Kindern sind dagegen zwischen 10 und 30 Prozent betroffen (das entspricht etwa 15 Prozent der Fünf- bis Zwölfjährigen).

In etwa 70 bis 80 Prozent der Fälle verschwindet die Neigung bis zur Pubertät wieder. Auch bei Erwachsenen handelt es sich nicht immer um eine andauernde Erscheinung, mitunter tritt sie nur einmalig oder wenige Male auf.

Träume und Albträume – was mit uns in der Nacht passiert

Jeder Mensch hatte nachts schon das ein oder andere bizarre Erlebnis während des Schlafs. Mit Ruhe hat Schlafen also nicht alleine zu tun. Menschen drehen sich mehrfach nachts unbewusst hin und her, auch ihr Gehirn ist im Traumschlaf fast so aktiv, wie im Wachzustand.

Das zeigt sich vor allem in den Träumen, auch wenn sich viele Menschen morgens nach dem Aufwachen nicht mehr an sie erinnern können.

Was sich im Traum als vollkommen real anfühlt, entpuppt sich nach dem Aufwachen als Hirngespinst. Und wer glaubt, nur selten zu träumen, irrt. Normalerweise verbringt ein Mensch bis zu einem Viertel der Nacht mit Träumen.

Es gibt viele Theorien, warum ein Mensch träumt. Manche Schlafforscherinnen und -forscher nehmen an, dass das Gehirn im Schlaf seinen Speicherplatz neu organisiert. Andere vermuten, dass Menschen im Schlaf belastende Tagesereignisse verarbeiten oder versuchen, Problemlösungen zu entwickeln, die allerdings in der Wirklichkeit oft so nicht durchführbar sind.

Die Traumbilder entstehen, weil der sogenannte sekundäre visuelle Kortex im Gehirn während des Schlafs aktiv ist. Im Wachzustand hilft er, Eindrücke und Informationen zu verwerten. Im Schlaf wird alles, was Menschen erlebt und gesehen haben, noch einmal angeschaut. Da die Augen geschlossen sind, setzen sich die gespeicherten Informationen aus dem Gehirn zu einem innerlichen neuen Bild zusammen.

Rund 50 Prozent aller Menschen hatten schon einmal einen klassischen Albtraum: Er handelt typischerweise von unlösbaren Problemen, Stürzen ins Bodenlose oder Verfolgungen. Schlechte Träume können so intensiv wirken, dass der Schlafende schweißgebadet und mit Herzrasen aufwacht. Aber auch wenn sie unangenehm sind – Albträume sind ganz normal, sofern sie nicht zu oft auftreten und nicht zu sehr belasten.

Ursachen für den nächtlichen Horrortrip können zum Beispiel beängstigende Erlebnisse in der Vergangenheit sein wie ein schwerer Unfall oder der Tod eines geliebten Menschen. Auch Menschen mit einer posttraumatischen Belastungsstörung haben oft Albträume. Sie sollten psychologische Hilfe aufsuchen. Außerdem können manche Medikamente wie beispielsweise gegen Bluthochdruck oder Parkinson Angstträume auslösen. Bei Kindern, die von schlechten Träumen geplagt sind, hilft oft schon ein Fernsehverzicht, um das Übel zu beenden.

Besonders Kinder bis 15 Jahre schrecken nachts oft laut schreiend aus dem Schlaf. Dieser sogenannte Nachtschreck oder „Pavor nocturnus" hat aber nichts mit schlechten Träumen zu tun. Schlafwandeln und Pavor zählt man zu den sog. Parasomnien.

In der ersten Nachthälfte findet dabei aus dem Tiefschlaf – und nicht wie bei einem Traum aus der REM-Phase – eine rein körperliche Aktivierung statt. Das Herz beginnt schneller zu schlagen, der Schlafende wird unruhig und schreit meist laut auf.

Die Ursache ist unbekannt. Neben einer genetischen Ursache können sich manchmal auch ungelöste Probleme auf diese Weise äußern. Möglicherweise spielt auch der Hirnreifungsprozess eine Rolle. Dafür spricht die Tatsache, dass vor allem Kinder davon betroffen sind und nur wenige Erwachsene. Tritt der Nachtschreck bei Erwachsenen auf, steckt möglicherweise eine Krankheit oder Stress dahinter. Eine Schlafanalyse kann in diesem Fall helfen, die wahre Ursache herauszufinden (siehe Seite 138 f.).

Es gibt eine große Kunst:
sich selbst **auszuschlafen;**
aber es gibt eine noch größere,
noch schwierigere Kunst:
einzuschlafen.

Moritz Gottlieb Saphir

SCHLAFCHECK: WELCHE SCHLAFSTÖRUNG HABE ICH?

Schlafstörungen können vielfältig sein und verschiedene Ursachen haben. Dieser Test soll Ihnen dabei helfen, eine grobe Einschätzung darüber zu bekommen, welche Art von Schlafstörung bei Ihnen vorliegen könnte.
Bitte beantworten Sie die folgenden Fragen ehrlich und wählen Sie die Antwort aus, die am besten auf Ihre Situation zutrifft.

1. Wie oft haben Sie Probleme beim Ein- oder Durchschlafen?

- Selten oder nie. A
- Manchmal. B
- Häufig. C
- Fast jede Nacht. D

2. Wie lange leiden Sie schon unter Ihren Schlafproblemen?

- Weniger als einen Monat. A
- Einige Monate. B
- Ein Jahr oder länger. C
- Seit meiner Kindheit oder Jugend. D

3. Wie fühlen Sie sich am Morgen nach dem Aufwachen?

- Ausgeruht und erholt. A
- Müde, aber funktionsfähig. B
- Erschöpft und schlapp. C
- Wie ein Zombie, ich komme kaum aus dem Bett. D

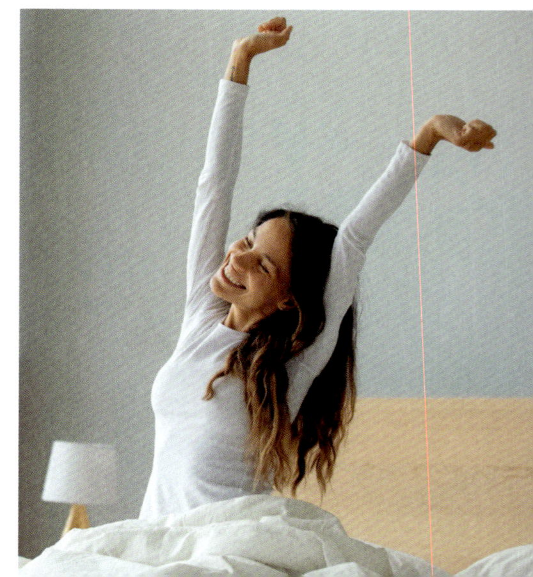

4. Leiden Sie unter häufigem nächtlichem Erwachen?

- Nein, ich schlafe normalerweise durch. A
- Manchmal wache ich auf, kann aber wieder einschlafen. B
- Ich wache oft auf und habe Schwierigkeiten, wieder einzuschlafen. C
- Ich wache ständig auf und kann kaum mehr als eine Stunde am Stück schlafen. D

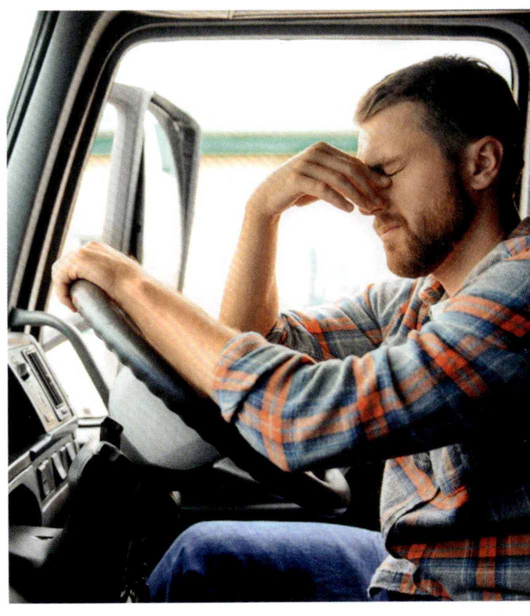

5. Haben Sie Schlafprobleme aufgrund von äußeren Einflüssen wie Lärm, Licht oder Temperatur?

- Nein, äußere Einflüsse stören meinen Schlaf nicht. A
- Manchmal stören mich Geräusche oder Licht. B
- Häufig stören mich äußere Einflüsse und beeinträchtigen meinen Schlaf. C
- Ja, ich kann nur schwer schlafen, wenn die Bedingungen nicht perfekt sind. D

6. Haben Sie das Gefühl, dass Ihre Schlafprobleme Ihre tägliche Funktionsfähigkeit beeinträchtigen?

- Nein, meine Schlafprobleme haben keinen Einfluss auf meinen Alltag. A
- Manchmal fühle ich mich tagsüber müde oder unkonzentriert. B
- Ja, meine Schlafprobleme beeinträchtigen meine Leistungsfähigkeit. C
- Mein Schlafmangel hat erhebliche Auswirkungen auf meine täglichen Aktivitäten. D

7. Haben Sie andere Symptome wie Schnarchen und Atemaussetzer während des Schlafs?

- Nein, keines dieser Symptome. A
- Manchmal habe ich Schnarchen bemerkt. B
- Ja, ich schnarche regelmäßig und habe ab und zu Atemaussetzer. C
- Ja, ich leide unter heftigem Schnarchen und vielen Atempausen. D

8. Haben Sie bereits versucht, Ihre Schlafprobleme auf eigene Faust zu lösen oder professionelle Hilfe in Anspruch zu nehmen?

- Nein, ich habe noch keine Maßnahmen ergriffen. A
- Ja, ich habe einige Hausmittel ausprobiert, aber sie haben nicht viel geholfen. B
- Ich habe schon verschiedene Methoden ausprobiert, aber meine Schlafprobleme bestehen weiterhin. C
- Ich habe bereits professionelle Hilfe gesucht, aber bisher keine zufriedenstellende Lösung gefunden. D

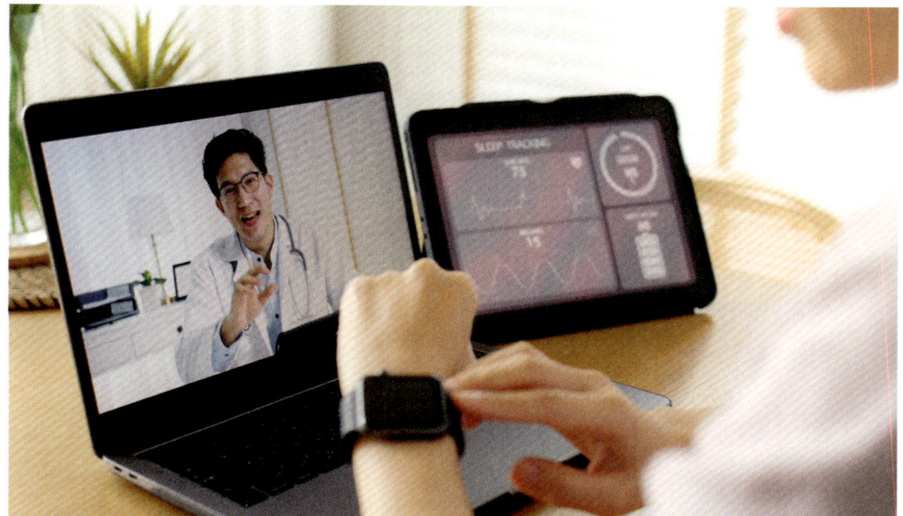

AUSWERTUNG

Zählen Sie die Buchstaben Ihrer Antworten auf die Fragen zusammen und überprüfen Sie das Ergebnis anhand der folgenden Auswertung:

Hauptsächlich Antworten mit „A“: Es deutet darauf hin, dass Sie möglicherweise keine ernsthaften Schlafprobleme haben. Es könnte sich um gelegentliche Schwierigkeiten handeln, die durch vorübergehende Faktoren verursacht werden.

Hauptsächlich Antworten mit „B“: Ihre Antworten deuten darauf hin, dass Sie möglicherweise gelegentliche oder vorübergehende Schlafprobleme haben, die jedoch kein ernsthaftes Problem darstellen.

Hauptsächlich Antworten mit „C“: Es ist wahrscheinlich, dass Sie regelmäßige Schlafprobleme haben, die Ihre Lebensqualität beeinträchtigen. Es könnte ratsam sein, professionelle Hilfe in Anspruch zu nehmen, um Ihre Schlafprobleme anzugehen.

Hauptsächlich Antworten mit „D“: Ihre Antworten deuten darauf hin, dass Sie möglicherweise unter schwerwiegenden Schlafstörungen leiden, die dringend professionelle Behandlung erfordern. Es wird dringend empfohlen, eine Ärztin, einen Arzt oder einen Schlafspezialisten aufzusuchen, um eine angemessene Diagnose und Behandlung zu erhalten.

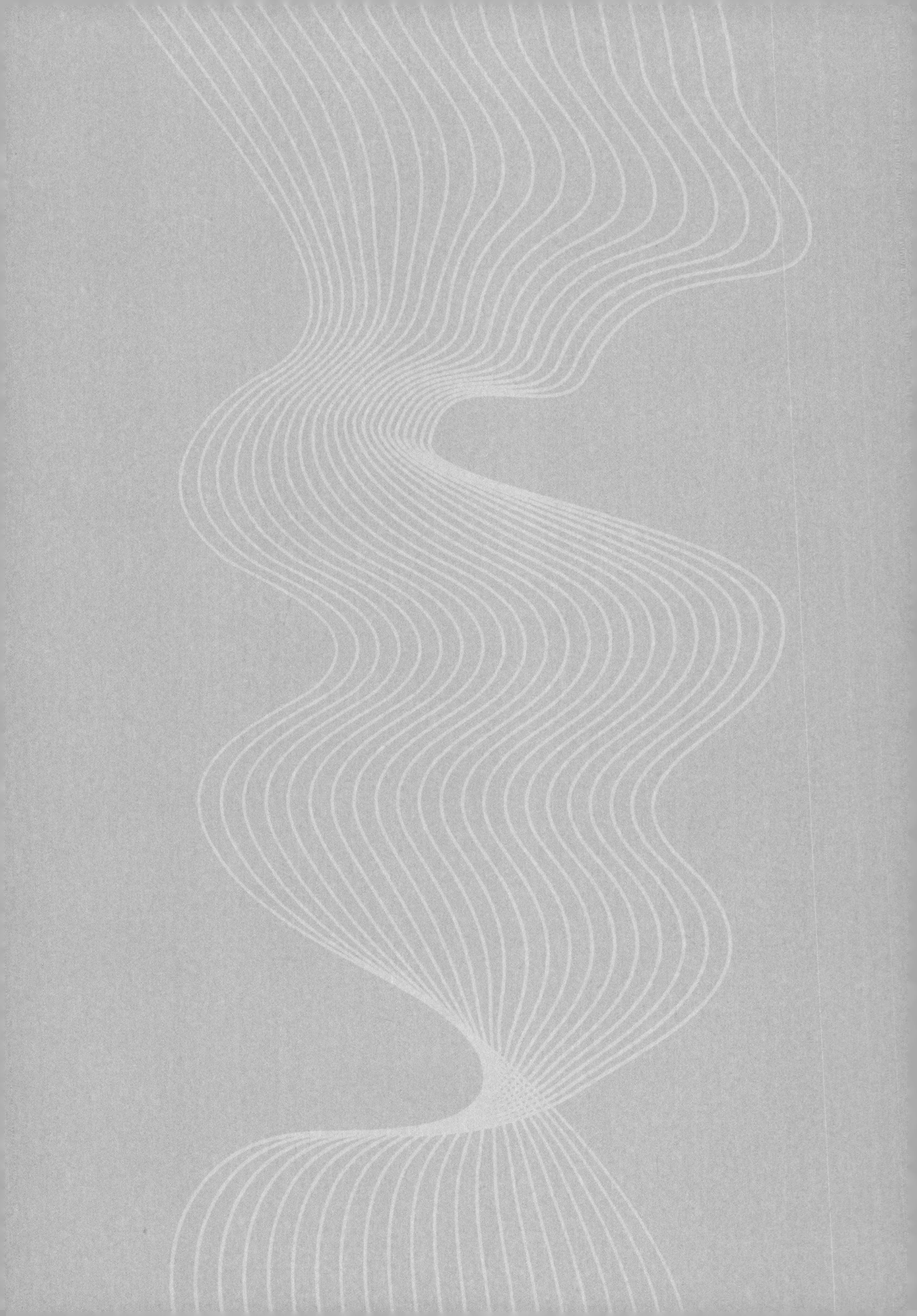

DIE CHRONOBIOLOGIE DES SCHLAFS

Die Chronobiologie des Schlafes ist ein faszinierendes Feld der Wissenschaft, das sich mit den natürlichen Rhythmen und Zeitgebern befasst, die den Schlaf-wach-Rhythmus regulieren. Ähnlich wie die Jahreszeiten den Zyklus der Natur bestimmen, folgt auch unser Schlaf einem inneren und äußeren Taktgeber, der eng mit unserem biologischen Rhythmus verbunden ist.

SCHLAFEN IM BIORHYTHMUS

Die biologischen Prozesse und natürlichen Rhythmen, denen alle Lebewesen auf dieser Erde unterliegen, sind nicht nur höchst spannend, sondern auch entscheidend für unsere Schlafqualität und Gesundheit.

Welcher Chronotyp sind Sie?

Unser Schlaf richtet sich nach einem inneren und äußeren Rhythmus, der durch Faktoren wie Licht und Dunkelheit, Nahrungsaufnahme und soziale Interaktionen synchronisiert wird.
Da wir Menschen Tagesjäger sind und nachts nicht gut sehen, hat uns die Natur die Nacht als Schlafphase gegeben, während zum Beispiel Mäuse, Katzen und Eulen Nachtjäger sind und deshalb tagsüber schlafen.
Unser Körper verfügt dazu über eine komplexe innere Uhr, die durch genetische und hormonelle Mechanismen gesteuert wird. Diese innere „Hauptuhr“ ist im Gehirn im Nucleus suprachiasmaticus (SCN) lokalisiert, aber praktisch jede Zelle im Körper verfügt ebenfalls über eigene „Uhren“.
Alle Zellen und Organe sind über das Nervensystem und Hormone miteinander verbunden und sorgen dafür, dass zahlreiche Funktionen unseres Körpers im optimalen 24-Stunden-Takt ablaufen.

Lerche oder Eule

Für die Frühtypen, die „Lerchen“, beginnt der Tag mit den ersten Sonnenstrahlen. Sie sind frühmorgens fit und aktiv und sollten daher auch früh zu Bett gehen, um genug Schlaf zu bekommen. Ihr ideales Schlafzeitfenster liegt zwischen etwa 22 Uhr abends und sechs Uhr morgens.
Die Spättypen, die „Eulen“, hingegen kommen abends erst so richtig in Fahrt und werden viel später müde. Ihr Schlaf-wach-Rhythmus verschiebt sich entsprechend nach hinten. Sie würden am liebsten zwischen ein Uhr nachts und neun Uhr morgens schlafen, doch oft müssen sie sich an den gesellschaftlichen Zeitplan anpassen. Dennoch gilt: besser spät (ins Bett) als nie!
Die meisten Menschen sind übrigens Mischtypen.

Der Chronotyp im Wandel des Lebens

Der Chronotyp, also unsere individuelle Präferenz für den Tagesrhythmus, ist zum Teil genetisch bedingt, kann sich jedoch im Laufe des Lebens verändern. Kinder neigen in den ersten Jahren ihres Lebens dazu, recht früh aufzustehen, was für ihre Eulen-Eltern manchmal zu einer echten Herausforderung werden kann, besonders dann, wenn sie am Wochenende oder im Urlaub gerne länger schlafen würden. Mit dem Eintritt in die Pubertät ändert sich jedoch oft der Chronotyp vieler Kinder. Die frühen Vögel von einst werden zu Nachteulen, die morgens kaum noch aus dem Bett zu bekommen sind. In der Schlafforschung geht man davon aus, dass die Ursache in den umfangreichen Umstrukturierungen im Gehirn während der Pubertät liegt, die hauptsächlich während des REM-Schlafs stattfinden.

Aus diesem Grund empfehlen auch immer mehr Kinderärzte, mit der Schule morgens etwas später zu starten, um die Leistungsfähigkeit und Konzentration zu verbessern.

Die gesellschaftliche Norm und ihre Auswirkungen

Traditionell wird Frühaufstehen mit Leistung und Erfolg gleichgesetzt. Sprichwörter wie „Der frühe Vogel fängt den

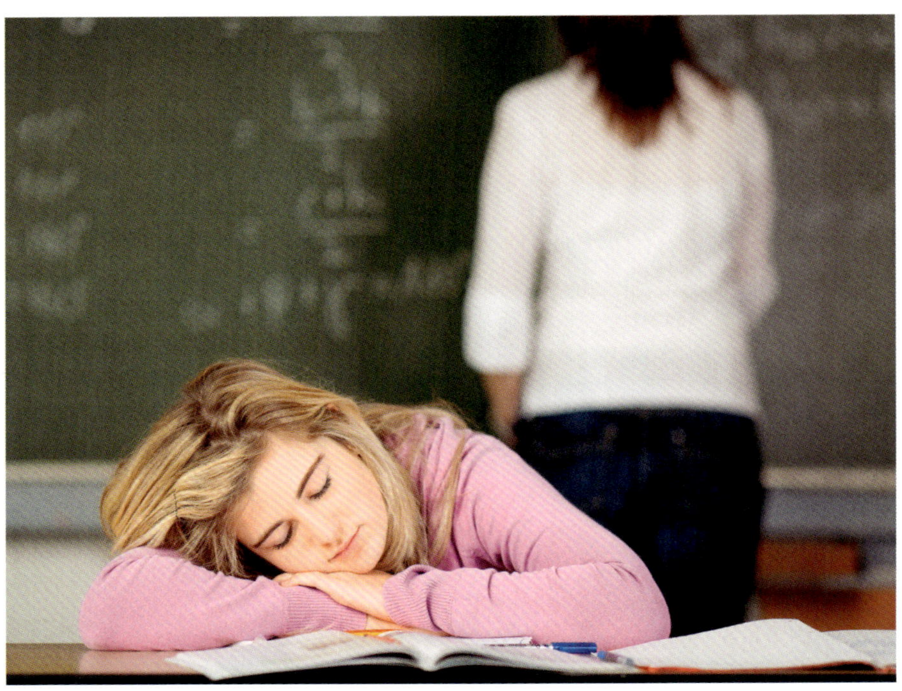

Wurm" oder „Morgenstund hat Gold im Mund" unterstreichen diese Überzeugung. Doch diese Vorstellung vernachlässigt die Vielfalt der menschlichen Schlafmuster.
Es gibt nicht nur die eine „richtige" Zeit, um aufzustehen und produktiv zu sein. Es ist wichtig, die Vielfalt der menschlichen Schlafmuster anzuerkennen und die gesellschaftlichen Normen entsprechend anzupassen. Flexiblere Arbeitszeiten und eine größere Toleranz gegenüber unterschiedlichen Schlafgewohnheiten könnten dazu beitragen, dass Menschen besser schlafen und insgesamt gesünder und glücklicher sind.

Die Welt der Kurzschläfer

Es gibt tatsächlich Menschen, die nur drei bis vier Stunden Schlaf pro Nacht benötigen, die sogenannten Kurzschläfer. Dieses Phänomen ist genetisch bedingt und auf das Gen hDEC2 zurückzuführen. Allerdings sind von 100 Personen, die sich selbst als Kurzschläfer einschätzen, nur etwa fünf tatsächlich echte Kurzschläfer, die kein Schlafdefizit aufweisen.
Die übrigen leiden unter einem massiven Schlafmangel, entwickeln Symptome eines Schlafentzugs und setzen dadurch ihre Gesundheit aufs Spiel. Oft sind es junge ehrgeizige Menschen, die ihre Zeit effizient nutzen wollen und dabei den Schlaf vernachlässigen, was sich langfristig rächen kann.

Polyphasischer Schlaf

Der „polyphasische Schlaf" zielt darauf ab, möglichst viel REM-Schlaf mit möglichst wenig Gesamtschlaf zu erreichen. Grundsätzlich handelt es sich hier um nichts anderes als das Aneinanderketten mehrerer Power-Naps.
Der übliche ca. acht Stunden andauernde Nachtschlaf ist in insgesamt fünf Schlafphasen von je ca. 90 Minuten gegliedert. Gegen Ende einer jeden Schlafphase wird der für die geistige Erholung wertvolle REM-Schlaf erreicht.
Interessanterweise scheinen Genies häufig polyphasisch zu schlafen.
So soll Napoleon Bonaparte nachts zweigeteilt geschlafen und auch tagsüber kurze Schlafphasen eingelegt haben. Fußballstar Cristiano Ronaldo wird nachgesagt, dass er fünfmal täglich jeweils 90 Minuten schläft.
Auch Albert Einstein, Leonardo da Vinci und Benjamin Franklin waren für ihre Mehrphasenschlafgewohnheiten bekannt. Sogar Thomas Edison könnte die Glühbirne erfunden haben, um auch nachts produktiv arbeiten zu können, während er tagsüber kurze Schlafpausen einlegte.

Die Vorteile und Herausforderungen des polyphasischen Schlafs

Der polyphasische Schlaf ermöglicht es einigen Menschen, bis zu sechs Stunden Schlaf täglich einzusparen, was etwa drei Monaten im Jahr entspricht. Be-

Die Zirbeldrüse

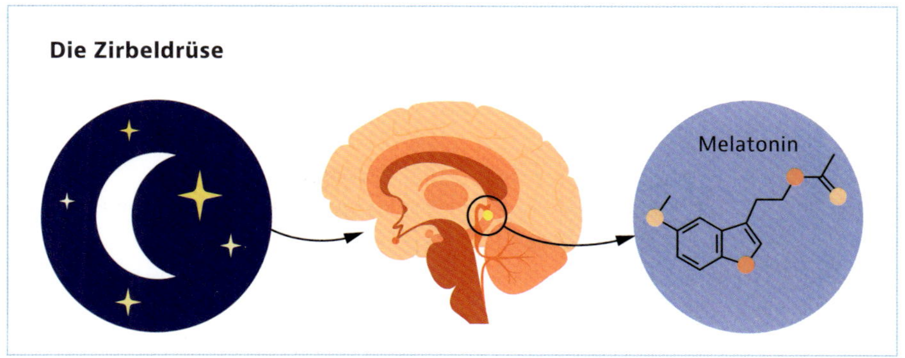

ginnt man mit 20 Jahren damit, könnte man bis zum 80. Geburtstag 15 Jahre länger wach sein als andere.
Allerdings ist diese Methode nicht für jeden geeignet und wirft die Frage auf, ob ständiges Wachsein immer erstrebenswert ist und ob Schlaf wirklich nur als notwendiges Übel betrachtet werden sollte. Der gesündeste und erholsamste Schlaf für den Menschen ist und bleibt der Schlaf bei Nacht.

Der Einfluss von Hormonen auf den Schlaf

Hormone und Botenstoffe

In der geheimnisvollen Welt des Schlafs spielen Hormone und Botenstoffe eine entscheidende Rolle. Diese unsichtbaren Akteure orchestrieren einen komplexen Tanz im Körper, der darüber entscheidet, wie erholsam unsere Nachtruhe ist und welche Auswirkungen sie auf unsere Gesundheit und unser Wohlbefinden hat.

Von Melatonin, dem Dirigenten der Dunkelheit, über Cortisol, den Muntermacher, bis zu den anderen heimlichen Mitspielern wie Prolaktin, Serotonin und anderen – sie alle haben ihre eigenen Aufgaben und Einflüsse auf unseren Schlaf und unser Wohlbefinden.

Melatonin – der Dirigent der Dunkelheit

Melatonin, das „Dirigentenhormon der Dunkelheit", spielt eine herausragende Rolle im Schlaf-wach-Rhythmus des Körpers. Dieses Hormon wird abends aktiv, sobald es dunkel wird, und signalisiert dem Körper den Beginn der nächtlichen Regenerationsphase.
Der Melatoninspiegel steigt im Dunkeln an, erreicht bei den meisten Menschen zwischen zwei und vier Uhr nachts seinen Höhepunkt und fällt dann steil ab, sobald Tageslicht einfällt.
Tagsüber produziert die Zirbeldrüse auch Melatonin, jedoch in geringerer

Menge als nachts, besonders an dunklen Wintertagen.

Die Wirkung von Melatonin

Melatonin funktioniert nicht wie ein direktes Schlafmittel, sondern als Chronobiotikum, welches die innere Uhr des Körpers auf die Nacht einstellt und die zahlreichen rhythmischen Prozesse im Körper synchronisiert. Ähnlich einem Dirigenten im Orchester reguliert es die nächtlichen Geweberhythmen und fördert Reparatur- und Regenerationsprozesse.
Zudem bewirkt Melatonin eine Erweiterung der peripheren Blutgefäße, was zur Absenkung der Körperkerntemperatur führt und den Körper auf den Schlaf vorbereitet. Es signalisiert den Zellen des Körpers, dass es Zeit ist, sich zu regenerieren und zu erholen, und wirkt gleichzeitig als wirksames Antioxidans, das den Körper vor degenerativen Erkrankungen schützt.

Cortisol – der Muntermacher

Das Cortisoltief in der Nacht

Während Melatonin nachts zwischen zwei und vier Uhr seinen Höhepunkt erreicht, befindet sich das Hormon Cortisol zu dieser Zeit auf seinem Tiefpunkt.
Diese niedrigen Cortisolspiegel sind darauf ausgelegt, unseren Schlaf nicht zu stören, da wir in dieser Zeit keine aktivierende Wirkung benötigen sollten.
Doch wenn wir zu dieser Zeit wach liegen, können sich die niedrigen Cortisolwerte in Form eines Stimmungstiefs bemerkbar machen.
Wir neigen zum Grübeln, empfinden Sorgen verstärkt und unsere Stimmung sinkt auf den Nullpunkt – genau wie das Cortisol, das uns eigentlich dabei helfen könnte, die Dinge optimistischer zu sehen.

Wiederaufnahme der Cortisolproduktion

Ab etwa vier Uhr morgens beginnt die Nebennierenrinde langsam wieder Cortisol zu produzieren und schüttet dieses dann in den frühen Morgenstunden schubartig aus.
Diese Ausschüttung bewirkt eine Freisetzung von Glukose, auch bekannt als Traubenzucker, und erhöht den Blutzuckerspiegel noch vor dem Frühstück.
Glukose ist der Haupttreibstoff für unser über Nacht ausgehungertes Gehirn.
Das Cortisol versetzt den gesamten Körper in einen Zustand der Aktivität, der Wachheit, und verbessert die Stimmung.

Die vielen Aufgaben des Cortisols

Cortisol erfüllt neben seiner Rolle als Muntermacher noch viele weitere Aufgaben im Körper. Es hemmt Entzündungen, lindert Schmerzen und fungiert als eines der wichtigsten Stresshormone.
Durch die Verengung der Blutgefäße er-

Die Schlaf- und Wachhormone

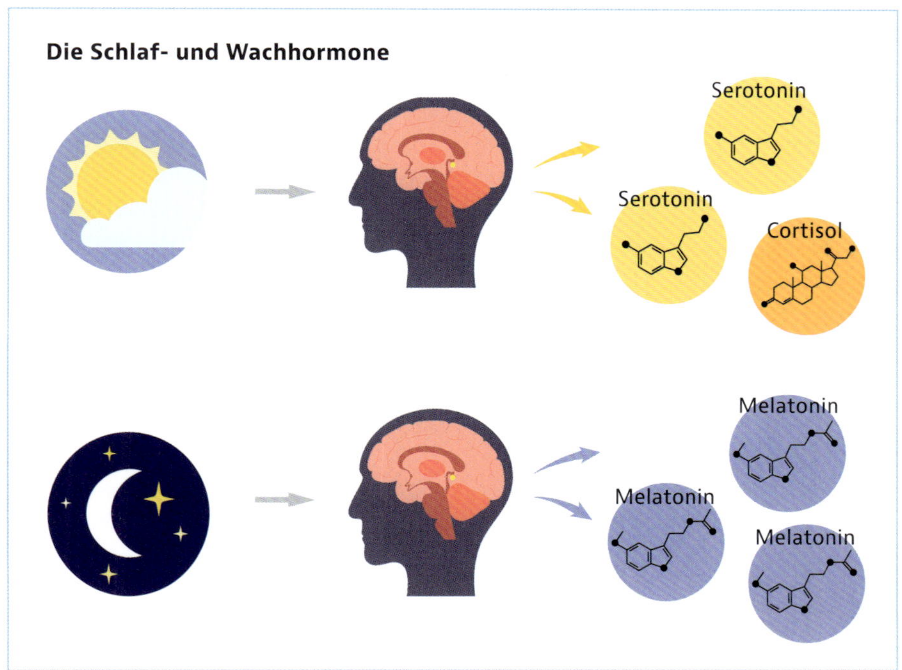

höht es den Blutdruck und verbessert die Blutversorgung von Gehirn und Muskulatur, was uns in Stresssituationen zu körperlichen Höchstleistungen befähigt. Somit ist Cortisol gewissermaßen ein Gegenspieler des Melatonins und leitet den Beginn des Tages ein.

Serotonin – der Schlüssel zur Stimmung

Ein vielseitiger Botenstoff

Serotonin ist ein wahres Multitalent im menschlichen Körper. Es beeinflusst das Herz-Kreislauf-System, den Magen-Darm-Trakt und das Nervensystem und hat einen bedeutenden Einfluss auf zahlreiche Gehirnfunktionen.
Aufgrund seiner Fähigkeit, Gelassenheit, innere Ruhe und Zufriedenheit zu fördern, wird es oft als „Glückshormon" bezeichnet. Zusätzlich dazu macht es wach, mildert Angstgefühle, Aggressivität und Hunger und ist indirekt an der Regulation des Schlaf-wach-Rhythmus beteiligt.

Lichtmangel und Serotoninmangel

Ein Mangel an Licht, insbesondere während der dunklen Jahreszeiten, kann zu einem Rückgang der freien Serotoninmenge im Gehirn führen. Dieser Serotoninmangel kann sich in Form von schlechter Stimmung, Abgeschlagenheit und depressiven Zuständen bemerkbar machen, die in den dunklen Jahreszeiten häufiger auftreten als im Frühjahr oder Sommer.

Studien haben gezeigt, dass die Verfügbarkeit von Serotonin im Gehirn mit zunehmendem Lichtmangel abnimmt, da sich die Anzahl der Serotoninrezeptoren auf der Oberfläche der Hirnnervenzellen verändert. Eine mögliche Gegenmaßnahme gegen Serotoninmangel ist die Lichttherapie, auch bekannt als Bright-Light-Therapie.

Lichttherapie als Lösung

Bei der Bright-Light-Therapie wird die Lichtexposition erhöht, um den Serotoninmangel auszugleichen. Durch die verstärkte Lichtzufuhr können die Serotoninrezeptoren stimuliert und die freie Verfügbarkeit von Serotonin im Gehirn gesteigert werden.

Auf diese Weise kann die Lichttherapie dazu beitragen, die Stimmung zu verbessern und Symptome von Serotoninmangel zu lindern.

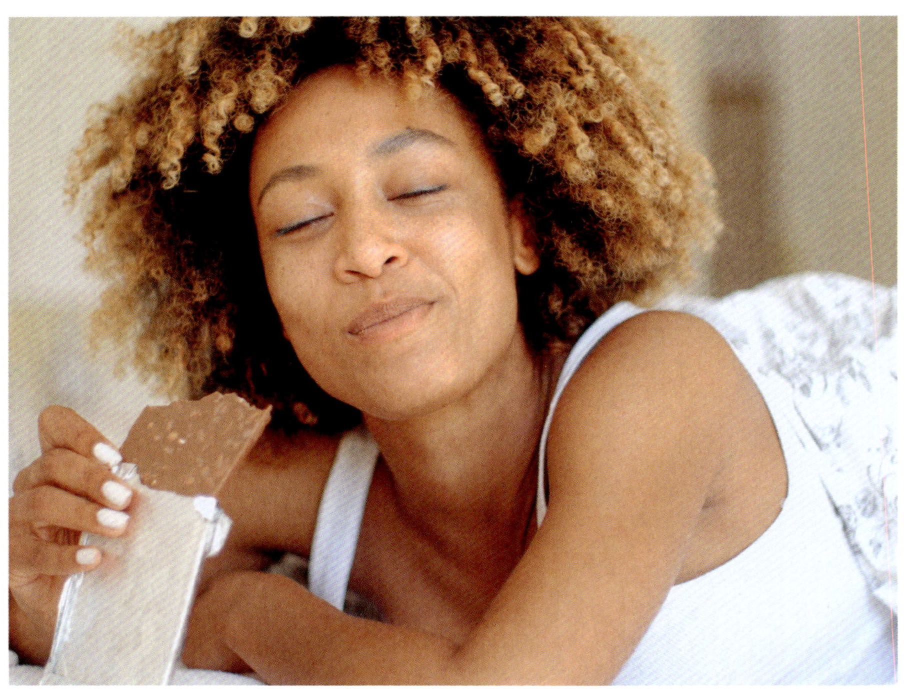

Der größte **Sinnengenuss** ist Ruhe nach der Arbeit.

Immanuel Kant

Durch die Integration dieser Erkenntnisse können wir besser verstehen, wie Lichtmangel unsere Stimmung und unser Wohlbefinden beeinflusst und wie wir durch gezielte Maßnahmen wie die Bright-Light-Therapie darauf reagieren können.

L-Tryptophan und Serotonin

Schokolade ist das süße Trostmittel vieler Menschen, insbesondere während der dunklen Wintermonate.
Aber warum greifen wir gerade dann vermehrt zu diesem Genuss? Der Grund liegt in einem cleveren Trick unseres Gehirns.

L-Tryptophan: Baustein des Glücks

Schokolade enthält eine Aminosäure namens L-Tryptophan, die als Vorläuferstoff für die Produktion von Serotonin im Gehirn dient.
Dieses Serotonin, auch als „Glückshormon" bekannt, beeinflusst unsere Stimmung und unser Wohlbefinden. Doch der Weg von L-Tryptophan zu Serotonin ist nicht so einfach, wie es zunächst scheint.

Insulin als Transportmittel

Der in Schokolade enthaltene Zucker aktiviert die Bauchspeicheldrüse zur Freisetzung von Insulin.
Dieses Insulin wiederum transportiert das L-Tryptophan durch das Blut ins Gehirn, wo es in Serotonin umgewandelt wird. Dieser komplexe Prozess ist notwendig, da Serotonin die Blut-Hirn-Schranke nicht direkt überwinden kann.

Der Winterhunger nach Süßem

Insbesondere während des Winters leiden viele Menschen unter einem Serotoninmangel, was zu gedrückter Stimmung, Abgeschlagenheit und Schlafstörungen führen kann. Aus diesem Grund steigt das Verlangen nach süßen Leckereien wie Schokolade, die einen Anstieg des Serotoninspiegels im Gehirn bewirken können.

Schlafstörungen und die Gefahr der Gewichtszunahme

In der Dunkelheit der Nacht sind bestimmte Hormone und Botenstoffe besonders aktiv, die unseren Hunger und unser Körpergewicht beeinflussen. Aus diesem Grund ist es ratsam, abends leicht und nicht zu spät zu essen, um diese Prozesse nicht zu stören.

Leptin – der Sattmacher mit Schlummerstörungen

Leptin, auch bekannt als der „Sattmacher", wird von unseren Fettzellen produziert, um unseren Appetit zu dämpfen, wenn unsere Energiespeicher gut gefüllt sind. Normalerweise bleibt der Leptin-Spiegel in der Nacht hoch, sodass wir nicht hungrig sind.
Doch wenn unser Schlaf gestört ist, sinkt der Leptin-Spiegel und wir verspü-

ren Appetit und Hunger, obwohl wir eigentlich genug Energie haben. Menschen mit Adipositas können eine Leptin-Resistenz entwickeln, bei der ihre Zellen nicht mehr auf die Sattsignale des Leptins reagieren.Das Ergebnis: ständiger Hunger und übermäßiges Essen zu unpassenden Zeiten, was sich leider auf der Waage bemerkbar macht.

Ghrelin und Insulin – die unsichtbaren Mitspieler der Nacht

Ghrelin, auch bekannt als „Hungerhormon", wird normalerweise im Schlaf nicht aktiv. Doch wenn wir nachts wach liegen, steigt der Ghrelinspiegel an und löst die ungeliebten Heißhungerattacken aus. Leider haben wir dann keine Lust auf gesundes Obst oder Rohkost, sondern der Heißhunger zielt ab auf besonders kalorienreiche Kohlenhydrate, die unseren Blutzuckerspiegel in die Höhe treiben. So wird Schlaflosigkeit zur gemeinen Kalorienfalle.

Insulin – der Hüter des Blutzuckers

Die Bauchspeicheldrüse reagiert auf diesen Anstieg, indem sie Insulin ausschüttet, um den Zucker aus dem Blut in die Körperzellen zu transportieren und ihn dort zu speichern.
Ein chronisch hoher Insulinspiegel in der Nacht, wie es bei Schlafstörungen der Fall sein kann, erhöht das Risiko für Insulinresistenz und Diabetes Typ 2.

Schnarchen und Schlafapnoe als heimliche Diabetestrigger

Auch Schnarchen und Schlafapnoe können indirekt den Insulinspiegel erhöhen und somit das Risiko für Diabetes Typ 2 erhöhen. Der Lärmpegel und die Atemaussetzer während des Schlafs können den Körper stressen und die Produktion von Stresshormonen wie Cortisol und Adrenalin steigern. Darüber hinaus wird vermehrt Zucker aus den Speichern in die Blutbahn freigesetzt, was wiederum die Insulinausschüttung anregt.

Guter Schlaf als Diabetesvorbeugung

So einfach kann Gesundheit manchmal sein: Gesunder Schlaf stellt eine wichtige Diabetes-Typ-2-Vorbeugung dar. Denn gestörter oder unregelmäßiger Schlaf kann zu einer verminderten Insulinempfindlichkeit führen. Das kann die Entwicklung einer Insulinresistenz zur Folge haben, was wiederum ein großer Risikofaktor für Diabetes Typ 2 ist.

Prolaktin – der heimliche Mitspieler im Schlaf

Prolaktin, ein vielseitiges Hormon, beeinflusst verschiedene Körperfunktionen, darunter auch das Gewicht.
Während der Nachtruhe steigt der Prolaktin-Spiegel im Blut deutlich an, nicht nur während der Tiefschlafphasen, sondern während des gesamten Schlafs, selbst wenn man nur halbwegs döst.

Gute Nacht!
Bis an den **Morgen**
schlafen wir
und unsere **Sorgen.**

Johann Wilhelm Ludwig Gleim

Die Rolle von Prolaktin im Schlafzyklus

Jede noch so kleine Störung der Ruhephase lässt den Prolaktin-Spiegel sinken, was sich negativ auf die Qualität des Schlafs auswirkt. Zum Ausgleich produziert der Körper tagsüber vermehrt Prolaktin, was den Stoffwechsel aus dem Gleichgewicht bringt. Dies führt zu einer verstärkten Einlagerung von Fett, einer wachsenden Insulinresistenz und einem erhöhten Risiko für Diabetes Typ 2.

SCHLAFMYTHEN

Überall werden wir mit falschen Mythen und Glaubenssätzen konfrontiert. Besonders im Gesundheitssektor kursieren hier die wildesten Theorien und es fällt mitunter schwer, zwischen Wahrheit, Aberglaube und guter Marketingstrategie zu unterscheiden. Ein paar Klassiker unter den Schlafmythen möchte ich hier einmal aufklären.

„Mir reichen fünf Stunden Schlaf!"

Ein Mythos, der hartnäckig ist und oft von Menschen zitiert wird, die stolz darauf sind, dass sie so wenig Schlaf benötigen, ist die Behauptung: „Mir reichen fünf Stunden Schlaf!" Diese angebliche Tatsache wird manchmal als Zeichen von Produktivität oder Stärke betrachtet. Doch die Realität ist deutlich komplexer. Wir wissen heute, dass die meisten Menschen tatsächlich sieben bis acht Stunden Schlaf pro Nacht benötigen, um sich ausreichend zu erholen und optimal zu funktionieren. Weniger Schlaf kann langfristig zu einer Reihe von gesundheitlichen Problemen führen, die weit über eine einfache Müdigkeit hinausgehen.

Ein weiteres Problem bei der Verherrlichung von wenig Schlaf ist die Normalisierung von Schlafmangel als Teil eines „harten Arbeitens". Doch zahlreiche Beispiele erfolgreicher Menschen zeigen, dass ausreichender Schlaf kein Hindernis für beruflichen Erfolg ist. Elon Musk, Gründer von Tesla und SpaceX, äußerte sich zu diesem Thema und betonte die Wichtigkeit von ausreichendem Schlaf für seine eigene Produktivität: „Es ist oft so, dass Menschen denken, dass sie weniger Schlaf brauchen, um mehr zu arbeiten. Aber ich habe festgestellt, dass genau das Gegenteil der Fall ist."

Insgesamt ist es wichtig, den Mythos zu entlarven, dass wenig Schlaf ein Zeichen von Stärke oder Produktivität ist. Stattdessen sollten wir die wissenschaftlichen Erkenntnisse über die Notwendigkeit von ausreichendem Schlaf für unsere Gesundheit, Leistungsfähigkeit und Lebensqualität ernst nehmen und dementsprechend handeln.

„Ich habe senile Bettflucht"

Ein Phänomen, das oft im Zusammenhang mit dem Altern auftritt, ist die sogenannte „senile Bettflucht", bei der ältere Menschen Schwierigkeiten haben durchzuschlafen und früh am Morgen aufwachen. Dies ist jedoch kein normaler Teil des Alterungsprozesses, sondern hat oft ganz einfache Gründe:

- Ältere Menschen können an verschiedenen Schlafstörungen wie Schnarchen, Schlafapnoe, Restless-Legs-Syndrom oder Insomnie leiden, die dazu führen, dass sie nachts häufiger aufwachen.
- Medizinische Probleme können ebenfalls eine Rolle spielen. Chronische Erkrankungen wie Diabetes, Herz-Kreislauf-Erkrankungen oder die gastroösophageale Refluxkrankheit (GERD) können Schlafstörungen verursachen oder verschlimmern.

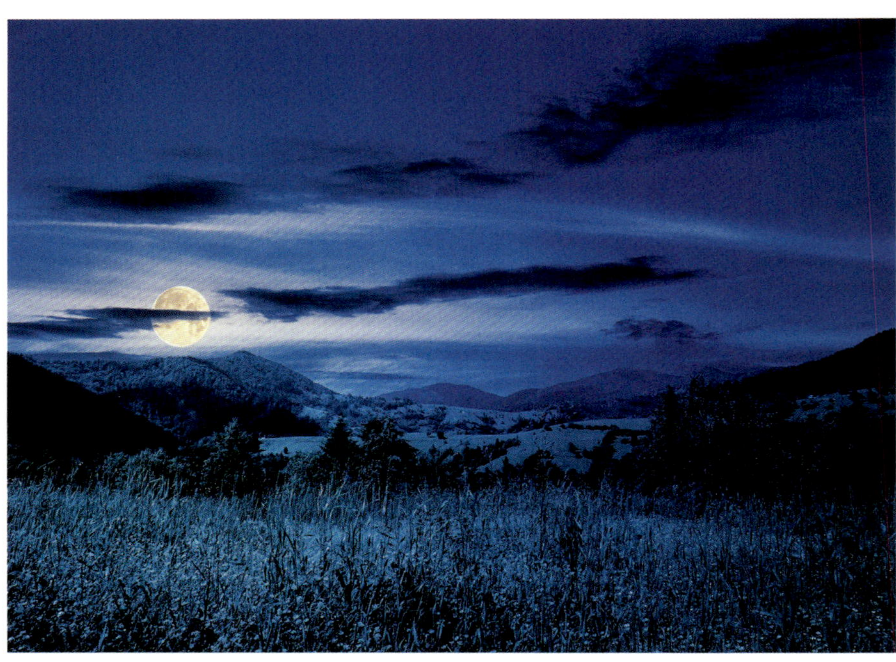

„Der Vollmond beeinflusst meinen Schlaf"

Der Zusammenhang zwischen dem Mondzyklus und dem menschlichen Schlaf ist ein Thema, das seit Jahrhunderten diskutiert wird. Es gibt Hinweise darauf, dass der Mond Einfluss auf den Schlaf und das Verhalten von Menschen haben könnte, jedoch sind die wissenschaftlichen Beweise dafür begrenzt. Der Glaube an den Einfluss des Mondes auf den Schlaf ist stark von kulturellen Überzeugungen und Aberglauben geprägt.
Die Wissenschaft ist hier leider widersprüchlich, denn einige Studien legen nahe, dass sich der menschliche Schlafzyklus mit dem Mondzyklus synchronisieren könnte, was zu einer veränderten Schlafqualität und Schlafstörungen während bestimmter Mondphasen führt. Es wird vermutet, dass der Vollmond durch die erhöhte Helligkeit den Melatoninspiegel im Körper und damit den Schlaf beeinflusst.
So logisch das auch klingt, bewiesen ist es nicht. Zahlreiche Studien konnten keinen signifikanten Einfluss des Mondes auf den Schlaf nachweisen. Gefühlt hat er diesen allerdings schon.

„Ich kann meinen Schlaf nachholen"

Dieser Glaube ist weitverbreitet und wird oft als Entschuldigung für unzureichenden Schlaf während der Woche angeführt, in der Hoffnung, das Schlafdefizit am Wochenende auszugleichen.
Doch die Realität ist komplexer als gedacht. Wissenschaftliche Studien zeigen, dass das Konzept des „Schlafnachholens" nur begrenzt wirksam ist und langfristig negative Auswirkungen haben kann, wenn man es übertreibt.
Ein Beispiel für die Auswirkungen eines unregelmäßigen Schlafmusters ist der sogenannte soziale Jetlag. Ähnlich wie bei einem Jetlag, der durch Reisen über Zeitzonen hinweg verursacht wird, kann ein unterschiedlicher Schlaf-wach-Zyklus an Wochentagen und am Wochenende zu einer Art innerem Jetlag führen. Dies kann den Stoffwechsel, die Stimmung und die kognitive Funktion beeinträchtigen.
Darüber hinaus kann übermäßig langes Schlafen am Wochenende den Schlafdruck für die kommende Woche reduzieren, was dazu führt, dass man sich unter der Woche müder fühlt und die Qualität des Schlafs insgesamt abnimmt.
Es ist also ratsam, entweder auch am Wochenende eine ähnliche Schlafens- und Aufstehenszeit wie an Wochentagen einzuhalten oder aber das Schlafdefizit unter der Woche nicht zu groß werden zu lassen und am Wochenende nicht allzu lange zu schlafen.

„Alkohol hilft beim Einschlafen"

Ein Gläschen in Ehren wird gern als optimale Einschlafhilfe betrachtet, und so-

lange es nur ein Gläschen ist, kann man eine beruhigende Wirkung und die psychische Entspannung durchaus feststellen. Grundsätzlich muss man aber wissen, dass Alkohol zwar das Einschlafen erleichtert, gleichzeitig jedoch die Tiefe und Qualität des Schlafs verringert. Alkohol stört zusätzlich den normalen Schlafzyklus und führt zu vermehrtem Aufwachen in der Nacht.
Zudem kann Alkohol zu Atembeschwerden während des Schlafs (und somit zu Schnarchen und Schlafapnoe) führen, was die Schlafqualität weiter beeinträchtigt.
Es gibt keine genaue Menge an Alkohol, die als „erlaubt" angesehen werden kann, um einen guten Schlaf zu fördern. Es wird jedoch empfohlen, den Alkoholkonsum in Maßen zu halten und Alkohol nicht als primäre Einschlafhilfe zu verwenden. Ich möchte Sie aus medizinischer Sicht natürlich nicht zum Alkohol verführen, aber zu viele Verbote machen auch nicht gesünder. So gesehen ist das gelegentliche Gläschen in Ehren auch mal erlaubt.

„Babys schlafen gesünder als Erwachsene"

Es gibt einige Unterschiede zwischen dem Schlaf eines Babys und dem eines Erwachsenen. Ein Baby schläft viel länger als ein Erwachsener, da es viel Schlaf braucht und mehr Zeit im Tief- und REM-Schlaf verbringt. Jedoch haben Babys einen sehr unregelmäßigen Schlaf-wach-Rhythmus, sie wachen häufig auf, um zu essen, sich zu bewegen oder ihre Umgebung zu erkunden, während Erwachsene – wenn es gut läuft – 7 bis 9 Stunden durchschlafen.
Ein Baby benötigt in den ersten Jahren mehr Schlaf als ein Erwachsener, um sich richtig zu entwickeln. Insgesamt betrachtet schläft ein Baby im Allgemeinen tatsächlich ruhiger und effektiver als ein Erwachsener, aufgrund des höheren Anteils an Tiefschlaf und Traumschlaf.

„Ohne Schlafmittel kann ich nicht schlafen"

Es gibt etwa 10% chronische Insomniker in Deutschland, die oftmals nicht ohne Schlafmittel – immer unter ärztlicher Aufsicht – auskommen. Diesen Menschen darf man die Tabletten nicht schlecht reden. Viele andere Schlafgestörte können aber auch mit anderen Methoden wieder in den Schlaf finden. Kognitive Verhaltenstherapie, Entspannungstechniken, Bewegung und eine gesunde Schlafhygiene können helfen. Auch alternative Methoden wie Akupunktur, Mikronährstofftherapie, Naturheilkunde uvm. können wirksam sein.

Man **verschlafe** ruhig
die Hälfte des Lebens,
man wird die andere Hälfte
doppelt genießen.

Carl Ludwig Schleich

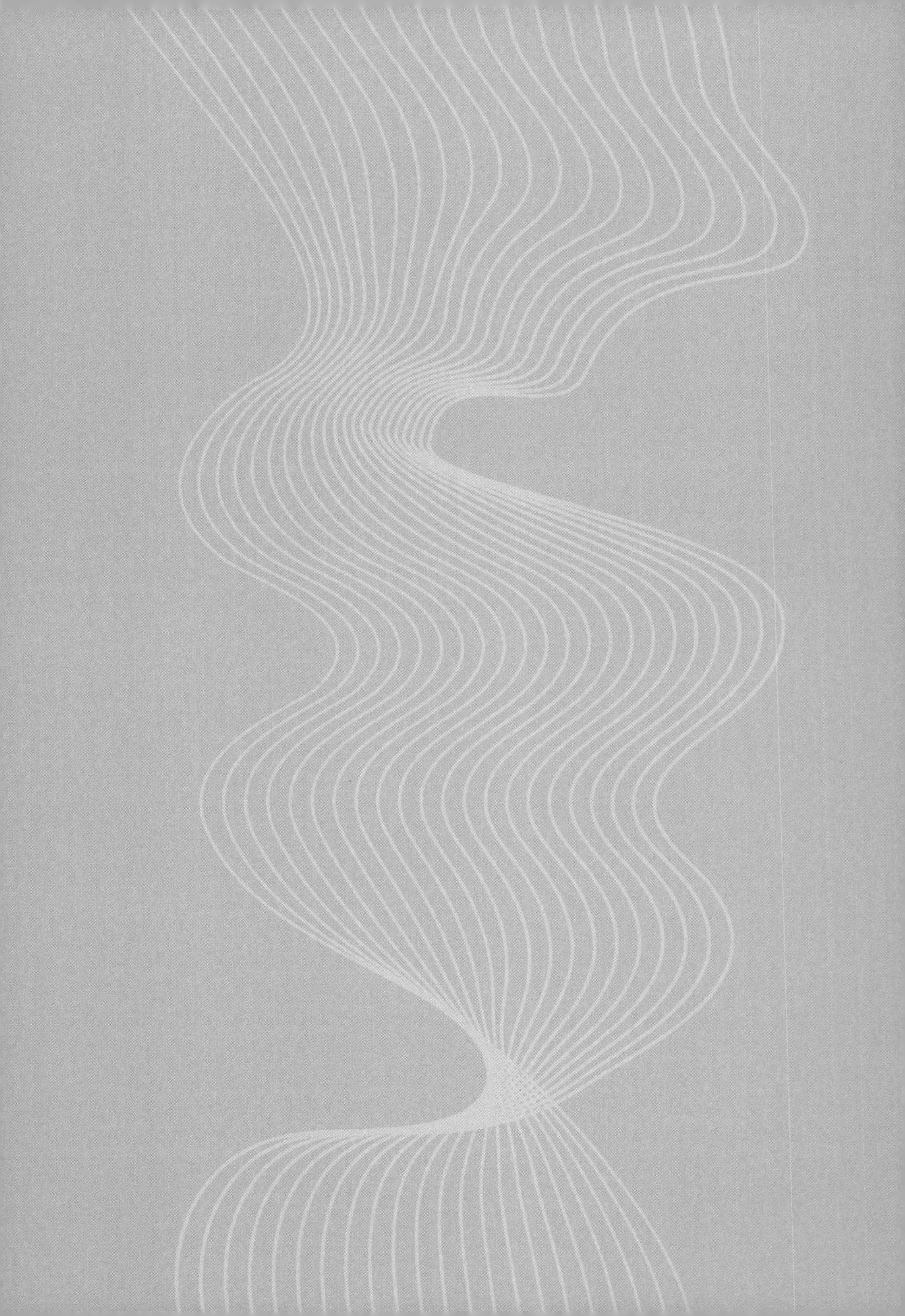

SO FINDEN SIE ZU GESUNDEM SCHLAF

Sie haben in den ersten Kapiteln nun sehr viel über Ihren Schlaf gelernt. Nun ist es Zeit, sich mit sinnvollen Therapien von Schlafstörungen zu befassen. Unabhängig davon, welche Art von Schlafstörung Sie haben oder was deren Ursachen sind, gibt es verschiedene Ansätze und Strategien, die Ihnen helfen können, einen tieferen und erholsameren Schlaf zu erreichen.

DAS SCHLAFZIMMER

Ein gesundes Schlafzimmer ist entscheidend für einen erholsamen Schlaf und damit für unsere Gesundheit und unser Wohlbefinden. Schaut man allerdings in unsere Schlafzimmer hinein, so sehen diese nicht immer wie eine Wohlfühloase aus, sondern oftmals eher wie Abstellkammern.

Bügelbrett, Wäscheständer, Umzugskartons und alles, was woanders stört, findet hier schnell seinen Platz und bleibt dann leider auch dort. Hand aufs Herz – angesichts dieses störenden Krempels, den man doch eigentlich endlich mal wegräumen wollte, fällt es schwer, in Ruhe in den Schlaf zu finden. Manchmal liegen die Ursachen für unsere Schlafstörungen gar nicht so tief verborgen, sondern sind mit kleinen Änderungen zu beheben. Eine gesunde Schlafumgebung ist ein wichtiger Anfang.
Hier sind einige Tipps, wie Sie Ihr Schlafzimmer zu einer optimalen Schlafumgebung machen können:

- Die richtige Schlaftemperatur: Die ideale Schlaftemperatur liegt zwischen 16 und 20 Grad Celsius. Stellen Sie sicher, dass Ihr Schlafzimmer gut belüftet ist und die Raumtemperatur entsprechend eingestellt ist. Vermeiden Sie es, zu warm oder zu kalt zu schlafen, da dies Ihren Schlaf empfindlich stören kann.
- Das richtige Lüftungsverhalten: Lüften Sie Ihr Schlafzimmer regelmäßig, um für frische Luft zu sorgen. Öffnen Sie das Fenster am besten am Abend, bevor Sie schlafen gehen, um die Raumluft zu erneuern. Vermeiden Sie es jedoch, bei offenen Fenstern zu schlafen, wenn draußen der Verkehr sehr laut zu hören ist.
- Die richtige Beleuchtung: Vermeiden Sie helles Licht vor dem Schlafengehen, da dies die Produktion des Schlafhormons Melatonin stören kann. Dimmen Sie das Licht ein paar Stunden vorher, um Ihren Körper auf den Schlaf vorzubereiten.
- Die richtige Betthygiene: Achten Sie darauf, regelmäßig Ihre Bettwäsche zu wechseln und Ihr Schlafzimmer sauber zu halten, um Allergene und Schmutzpartikel zu reduzieren. Vermeiden Sie es außerdem, im Bett zu essen oder zu arbeiten, um eine klare Trennung zwischen Arbeit und Ruhe zu schaffen.

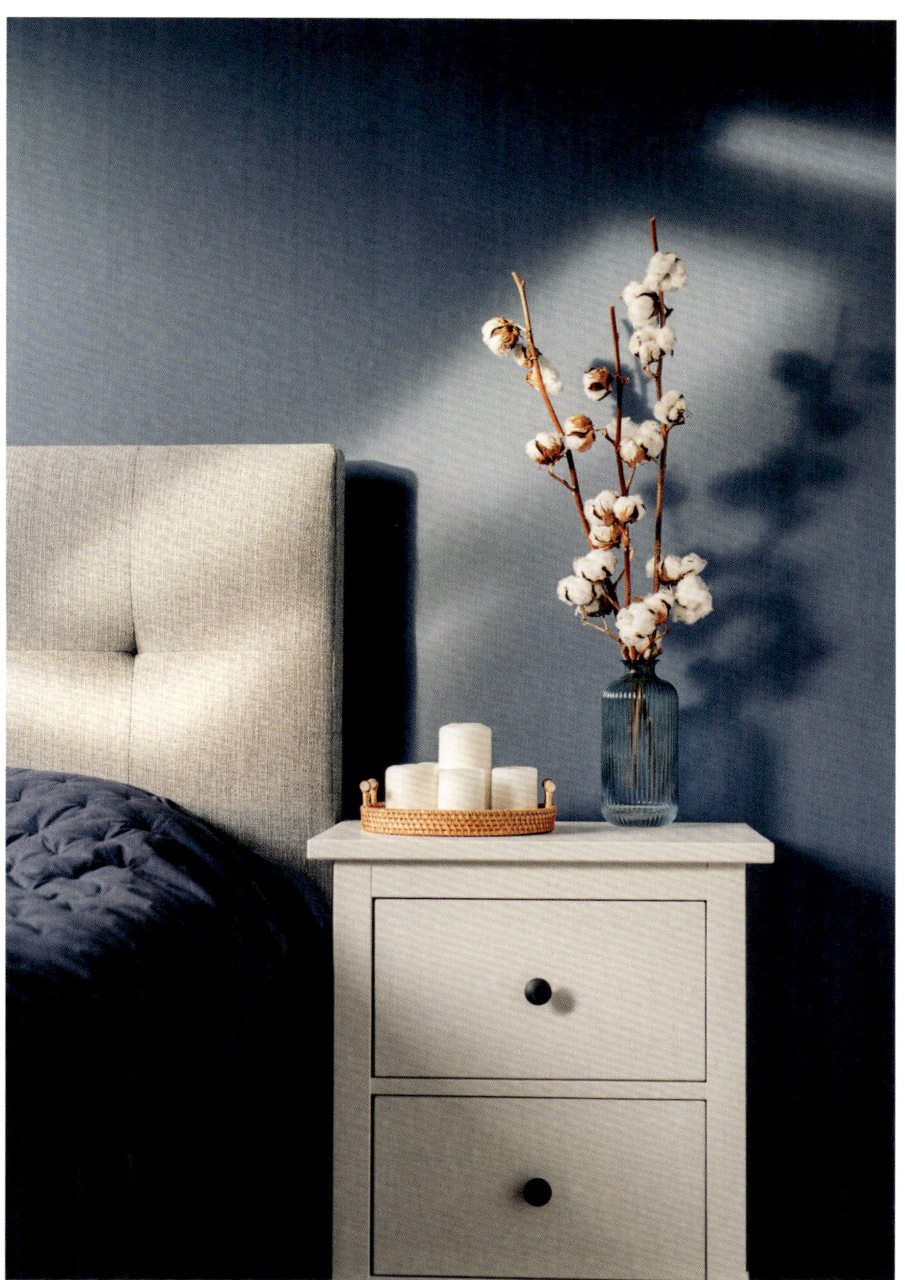

SPORT

Ein gutes Maß an Bewegung tagsüber ist essenziell für erholsame Nächte. Sport sorgt für tiefen Schlaf und macht ihn erholsamer. Das gilt für Gelegenheitssportler genauso wie für Profis.

Allerdings macht wie immer die Dosis das Gift. Hochleistungssport ist für den Körper oft eher schädlich, weil die Belastungen zu hoch sind, was auch dem Schlaf schaden kann.
Wenn Sie zu spät am Abend Sport machen, ist Ihr Körper zu warm und Sie können nicht einschlafen. Eine gute Mischung aus moderatem Muskel- und Ausdauertraining scheint das Ein- und Durchschlafen und den Tiefschlaf am besten zu fördern. Im Schlaf wiederum werden Wachstumshormone und Testosteron ausgeschüttet, die nach dem Training dafür sorgen, dass die Muskulatur wächst und die Knochen stabil bleiben.
Muskeln wachsen nämlich nicht beim Sport! Sie wachsen während der Ruhephasen und hier ganz besonders im Tiefschlaf.
Zusätzlich beugt Sport Schnarchen und Schlafapnoe vor, weil es das Abnehmen unterstützt. Übergewicht ist ein häufiger Grund fürs Schnarchen. Und nicht zu vergessen: Bewegung – vor allem an der frischen Luft und bei Tageslicht – sorgt für Wohlgefühl und Entspannung. Sie baut körperliche und seelische Spannungen und damit Stress ab; zudem schüttet der Körper Endorphine und Serotonin aus, die gut gelaunt und relaxt stimmen.

Welche Sportarten zu welcher Zeit?

Tagsüber gibt es aus schlafmedizinischer Sicht diesbezüglich keine Einschränkung. Abends ist das ein wenig anders: Wer zum Beispiel erst kurz vorm Zubettgehen eine Stunde lang joggt, ist zwar anschließend erschöpft, aber Gehirn, Kreislauf, Stoffwechsel und Muskeln sind noch für eine ganze Weile lang auf Aktivität gepolt. Vor allem steigt bei körperlicher Anstrengung die Temperatur des Körperkerns an und das ist für den Schlaf kontraproduktiv.
Normalerweise sinkt die Temperatur ab etwa 20 Uhr abends langsam ab (um etwa 1,5 Grad bis zu ihrem Tiefpunkt zwischen zwei und vier Uhr nachts) und lei-

tet damit die Schlafphase ein. Wenn Sie in dieser Zeit Sport machen und die Körpertemperatur dadurch wieder anheizen, bringen Sie Ihre innere Uhr durcheinander. Die Temperatur sinkt nach der Anstrengung nur sehr langsam wieder und erreicht erst ca. zwei Stunden später den idealen Wert, den Sie brauchen, um schnell und gut einschlafen zu können. Das ist übrigens auch nach zu später Sauna so und gilt ebenfalls für zu späte geistige Anstrengungen, Stress oder Streit, die die Hirntemperatur erhöhen und so das Einschlafen stören.

Kleiner Bewegungshelfer für gesunden Schlaf

Nutzen Sie tagsüber jede Gelegenheit für Bewegung.

- Wenn Sie mit öffentlichen Verkehrsmitteln zur Arbeit fahren, dann steigen Sie eine Station früher aus und gehen Sie die Reststrecke zu Fuß.
- Machen Sie in der Mittagspause oder abends einen Spaziergang.
- Steigen Sie Treppen, statt Aufzug zu fahren.
- Gehen Sie beim Telefonieren auf und ab, statt bequem sitzen zu bleiben.

So kommen Sie allein im Alltag auf 4.000 bis 5.000 Schritte, was für Untrainierte schon sehr gut ist und etwa 2,5 bis 3,5 Kilometern entspricht.
Steigern kann man sich jederzeit. Vielleicht motiviert Sie ein Schrittzähler: Es gibt ihn als Anstecker, Armbanduhr oder Fitnessarmband, das auch weitere Körperparameter misst. Gut zu wissen: Die gern propagierten 10.000 Schritte sind eine Marketingerfindung und kein Muss!

Die wichtigsten Regeln auf einen Blick:

- Radfahren ist eine gute Alltagsalternative.
- Treiben Sie nicht zu spät am Abend Sport.
- Zwischen Training und Bettzeit sollten mindestens zwei Stunden liegen.
- Ein Spaziergang oder eine leichte Gymnastik plus Stretching vor dem Schlafengehen sind sinnvoll. Viele Menschen gehen anschließend entspannter ins Bett.
- Muskeln wachsen im Schlaf, dafür sorgen vor allem Wachstumshormone und Testosteron.

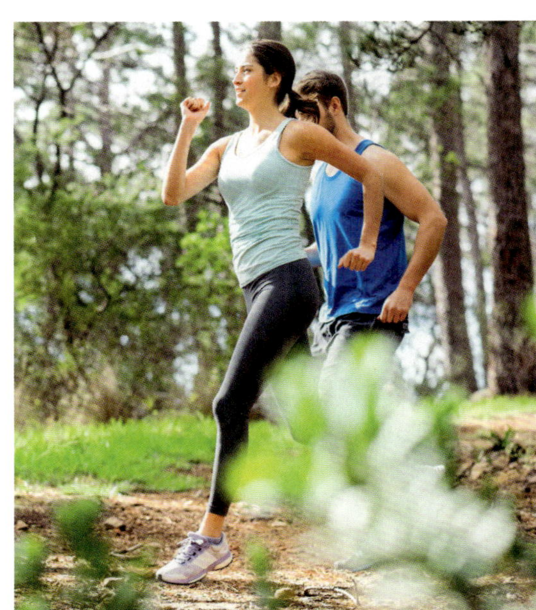

KLEINER ERNÄHRUNGSHELFER FÜR GESUNDEN SCHLAF

„Du bist, was du isst": Was Sie zu sich nehmen, wird zu einem Teil Ihrer selbst. Deshalb ist es klug, sich ein wenig mit gesunder Ernährung zu befassen. Es folgen ein paar Tipps, die speziell fürs Schlafen relevant sind.

Gesunde Ernährung und gesunder Schlaf gehören zusammen

- Ernähren Sie sich grundsätzlich möglichst gesund mit viel Frischem und wenig Fertigprodukten. Bewegen Sie sich regelmäßig, um Kalorien zu verbrennen und Ihren Grundumsatz hochzuhalten, und essen Sie das Richtige zur rechten Zeit.
- Achten Sie auf die richtigen Nährstoffe: Einige Nährstoffe können Ihren Schlaf positiv beeinflussen wie z.B. Magnesium, das zur Entspannung beitragen kann. Lebensmittel wie Nüsse, Vollkornprodukte, grünes Gemüse und Bananen sind gute Quellen für Magnesium.
- Trinken Sie ausreichend Flüssigkeit: Achten Sie darauf, genug Wasser über den Tag verteilt zu trinken, um Ihren Körper ausreichend mit Flüssigkeit zu versorgen. Trinken Sie jedoch abends nicht zu viel, um nächtliche Toilettengänge zu vermeiden, die Ihren Schlaf unterbrechen könnten.
- Vermeiden Sie stimulierende Getränke und Lebensmittel: Koffeinhaltige Getränke wie Kaffee, Tee und Energydrinks sowie bestimmte Lebensmittel wie Schokolade und stark gewürzte Speisen können Ihren Schlaf beeinträchtigen. Versuchen Sie, diese am Abend zu meiden.
- Genießen Sie eine leichte, ausgewogene Mahlzeit am Abend: Eine leichte Mahlzeit mit gesunden Kohlenhydraten, Proteinen und Gemüse kann dazu beitragen, dass Sie sich satt fühlen, ohne dass das Essen zu schwer im Magen liegt. Ein Salat mit Hühnchen oder ein Vollkornsandwich sind gute Optionen für ein gesundes Essen am Abend.

- Regelmäßige Essenszeiten im natürlichen Verdauungsrhythmus helfen der inneren Uhr, im Takt zu bleiben. Drei Hauptmahlzeiten sind ideal, weil Magen und Darm vier bis acht Stunden brauchen, um das Essen einigermaßen zu verdauen. Fünf Stunden Pause zwischen den Mahlzeiten sind optimal, weil dadurch der Insulinspiegel gesenkt wird.
- Leicht zu merkende „Rettungsring-Formel": Je stärker verarbeitet ein Lebensmittel und je höher sein Zucker- und Fettgehalt, desto größer die Wahrscheinlichkeit, dass es auf Bauch und Hüften landet.
- Ideal wäre, mindestens zwei Stunden vor dem Schlafen nichts mehr zu essen. Denn nachts schränkt unser Körper viele Stoffwechsel- und Organfunktionen ein. Dazu gehört auch die Magen- und Darmtätigkeit. Isst man spätabends, können vor allem schwere und üppige Speisen schlecht verdaut werden. Wenn das Essen schwer im Magen liegt, lässt es sich nur schwer ein- und durchschlafen und man fühlt sich am Morgen immer noch satt.
- Tagsüber Kohlenhydrate und Fette. Ich verteufele beide nicht, obwohl das gerade groß in Mode ist. Kohlenhydrate sind wichtige Energieträger und stellen ihre Kraft schnell und effektiv zur Verfügung. Auf dem Weg vom Jäger zum Ackerbauern hat der Mensch durch den Anbau von Getreide sehr viel mehr Energie für die Gruppe gewinnen und auch für harte Zeiten vorsorgen können. Gerade das Gehirn ist auf den Zucker aus Kohlenhydraten angewiesen. Gute ungesättigte Fette (in Seefisch, Nüssen, Pflanzenölen) brauchen wir für unsere Zellmembranen, für die Gehirnfunktion, fürs Herz und für unseren Energiehaushalt. Abends sollten Sie allerdings wenig Kohlenhydrate und Fette zu sich nehmen, da sie sich nachts eher in Speck umwandeln als am Tag.

Alkohol, Koffein und Energydrinks: Schlafstörer oder nicht?

Alkohol ist bekannt für seine entspannende Wirkung, die das Einschlafen erleichtern kann. Doch trotz dieses scheinbaren Vorteils kann Alkohol auch zu Problemen beim Durchschlafen führen. Selbst in kleinen Mengen entspannt Alkohol die Muskeln, was Schnarchen und Schlafapnoe begünstigen kann. Dennoch gehört der Genuss von Alkohol für viele zum abendlichen Ritual dazu.

Das Ritual des Genusses

Ein Glas Wein am Abend, insbesondere in Gesellschaft von Freunden oder mit der Partnerin oder dem Partner, kann eine wohltuende ritualisierte Entspannung bedeuten und dazu beitragen, den Schlaf zu stabilisieren. Es geht hierbei nicht nur um die medizinische Betrachtung, sondern auch um den sozialen und kulturellen Aspekt des Genießens.

Melatonin im Wein?
Interessanterweise kann ein Glas Rotwein am Abend auch eine entspannende Wirkung haben, da einige Rotweinsorten winzige Mengen des Schlafhormons Melatonin enthalten können. Dieses Hormon ist bekannt dafür, den Schlaf-wach-Rhythmus zu regulieren und das Einschlafen zu erleichtern. Pistazien, bestimmte Kirschsorten und Pilze können ebenfalls geringe Mengen an Melatonin enthalten.

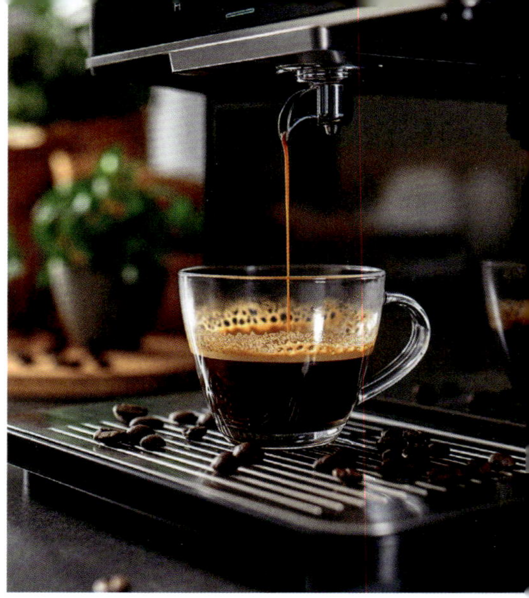

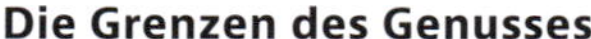

Die Grenzen des Genusses
Trotz der potenziellen Vorteile des Alkoholkonsums für die Entspannung und das Einschlafen ist es wichtig, die Grenzen zu kennen. Ein moderater Konsum kann als Teil eines abendlichen Rituals durchaus förderlich sein, aber übermäßiger Alkoholkonsum kann zu Schlafstörungen führen und langfristig die Schlafqualität beeinträchtigen. Es ist daher ratsam, den Konsum im Auge zu behalten und auf eine ausgewogene Lebensweise zu achten.

Koffein: der Muntermacher der Moderne
Koffein ist allgegenwärtig – sei es in Kaffee, Tee, Cola oder Energydrinks. Selbst Kakao und Schokolade enthalten dieses aufputschende Alkaloid, ebenso das verwandte Theobromin. Diese Stoffe haben eine ähnliche Wirkung wie das Stresshormon Adrenalin und können das Herz-Kreislauf-System und das zentrale Nervensystem stimulieren, den Herzschlag beschleunigen und den Blutdruck erhöhen. In moderaten Mengen wirken sie anregend, doch zu viel Koffein kann zu unangenehmen Nebenwirkungen wie Nervosität, Schlaflosigkeit und Herzrhythmusstörungen führen.

Koffein und Adenosin: ein ungleiches Duell
Koffein wirkt, indem es das Adenosin in unseren Zellen verdrängt. Adenosin ist ein Molekül, das die Müdigkeit fördert und im Laufe des Tages durch den Abbau von ATP, unserem Hauptenergielieferanten, zunimmt. Koffein blockiert vo-

rübergehend die Adenosin-Rezeptoren, was zu einem Gefühl der Wachheit führt. Doch ist das Koffein abgebaut, kehrt das Adenosin zurück und die Müdigkeit setzt umso stärker ein.

Die Feinheiten des Koffeins
Die Halbwertszeit von Koffein beträgt etwa drei bis fünf Stunden, was bedeutet, dass der Koffeingehalt im Blut auch Stunden nach dem Konsum noch spürbar sein kann. Schwarzer und grüner Tee enthalten zudem andere Wachmacher, die länger wirken als Kaffee. Die individuelle Reaktion auf Koffein kann genetisch bedingt sein, sodass manche Menschen empfindlicher darauf reagieren als andere.

Tipps für einen erholsamen Schlaf trotz Koffein
Empfindliche Personen sollten ab dem frühen Nachmittag keinen koffeinhaltigen Kaffee oder Tee mehr konsumieren, um Schlafstörungen zu vermeiden.
Paradoxerweise kann eine Tasse Kaffee älteren Menschen dabei helfen, gut einzuschlafen, da Koffein unter anderem den Blutdruck normalisiert.
Für Schokoladenliebhaber, die koffeinempfindlich sind, ist Milchschokolade die bessere Wahl, da sie eine geringere Menge des stimulierenden Theobromins enthält als dunkle Schokolade. Dennoch sollte der Konsum vor dem Schlafengehen eingeschränkt werden.

Indem wir bewusst auf unseren Koffeinkonsum achten und die Feinheiten dieser Substanz verstehen, können wir unseren Schlaf optimieren und zu einer erholsamen Nachtruhe beitragen.

Energydrinks
Energydrinks erfreuen sich zunehmender Beliebtheit, besonders als Mittel zur Steigerung der Konzentration und Leistungsfähigkeit. Sie enthalten eine Mischung aus Koffein, Taurin und oft einer großen Menge Zucker, die für einen belebenden Kick sorgen. Gelegentlicher Konsum birgt in der Regel kein Risiko. Jedoch bringt der übermäßige Konsum von Energydrinks ernsthafte Risiken für die Herz-Kreislauf-Gesundheit mit sich. Eine Studie des Bundesinstituts für Risikobewertung (BfR) ergab, dass bereits mehr als ein halber Liter Energydrink innerhalb von 24 Stunden riskant sein kann, insbesondere wenn sie mit intensivem Sport oder Tanzen kombiniert werden, wie es bei Jugendlichen häufig der Fall ist. Zudem kann der Konsum von Energydrinks in Kombination mit alkoholischen Getränken zu gesundheitlichen Problemen führen. Nicht zu vergessen ist auch, dass Energydrinks genau so wie Kaffee den Schlaf stören können. Daher ist zu einem mäßigen Konsum von Energydrinks zu raten und dazu, sich bewusst zu machen, dass ihr übermäßiger Genuss ernsthafte gesundheitliche Probleme verursachen kann.

ZEHN LEBENSMITTEL FÜR EINEN GESUNDEN SCHLAF

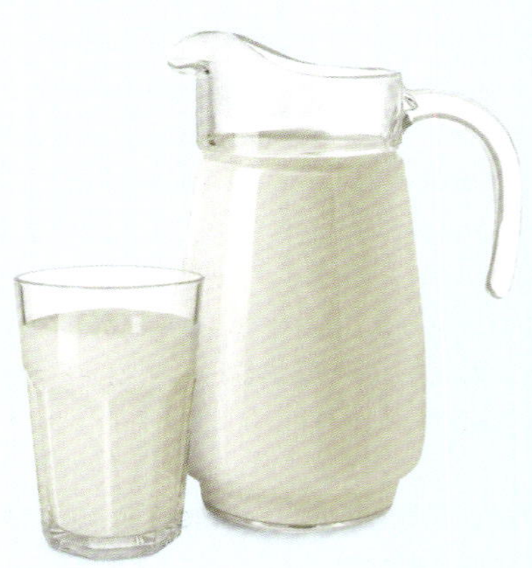

1 **Milch** enthält die schlaffördernden Substanzen Melatonin und Tryptophan. Ein Becher warme Milch am Abend kann helfen, zur Ruhe zu kommen und besser in den Schlaf zu finden.

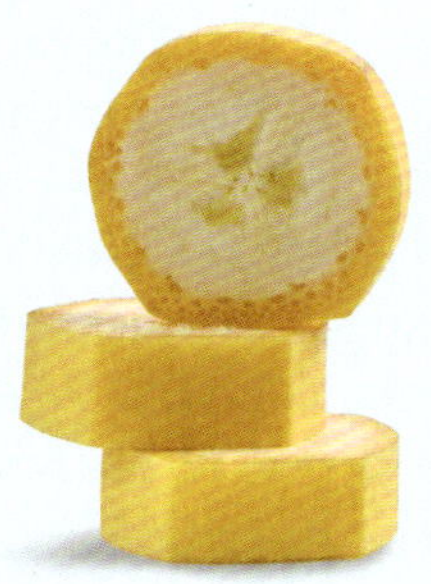

2 **Bananen** enthalten viel Magnesium, einen Mineralstoff, der bei der Melatoninsynthese eine Rolle spielt. Außerdem trägt Magnesium gemeinsam mit Kalium zur natürlichen Entspannung der Muskeln bei.

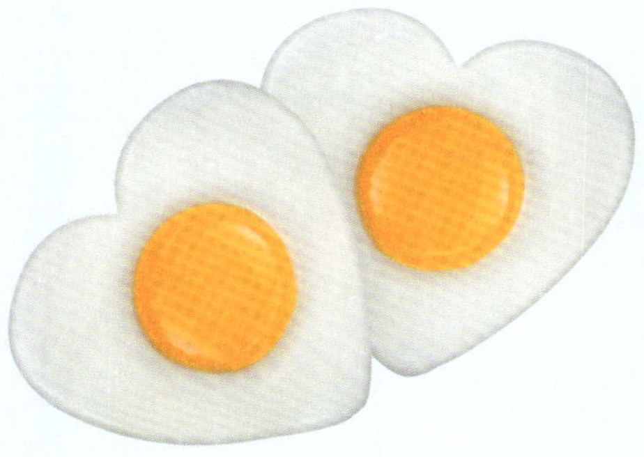

3

Eier sind reich an Tryptophan. Aus dieser Aminosäure wird im Körper zunächst das sogenannte Glückshormon Serotonin hergestellt, das danach in Melatonin umgebaut werden kann. Damit liefern Eier eine Grundlage für die Melatoninproduktion und können das Einschlafen erleichtern.

4

Sauerkirschen enthalten im Vergleich zu anderen Obstsorten eine ordentliche Portion Melatonin und zusätzlich Magnesium. In der Kirschenzeit sind die frischen Früchte deshalb ein schlafförderndes „Betthupferl". Die Montmorency-Kirsche soll eine besonders hohe Melatoninkonzentration aufweisen.

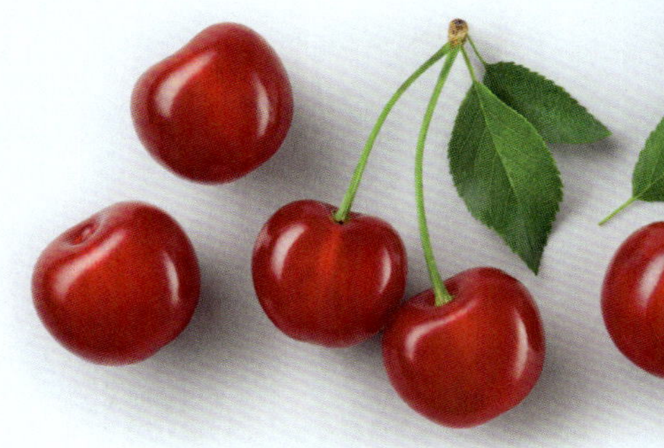

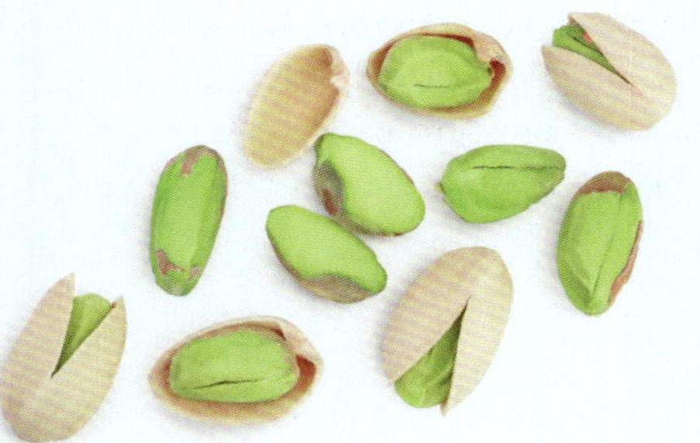

5

Vor dem Schlafengehen noch ein paar **Pistazien** knabbern – das ist nicht nur lecker, sondern kann den Körper zur Ruhe bringen und beim Einschlafen helfen. Denn Pistazien enthalten im Vergleich zu anderen Früchten außergewöhnlich viel Melatonin.

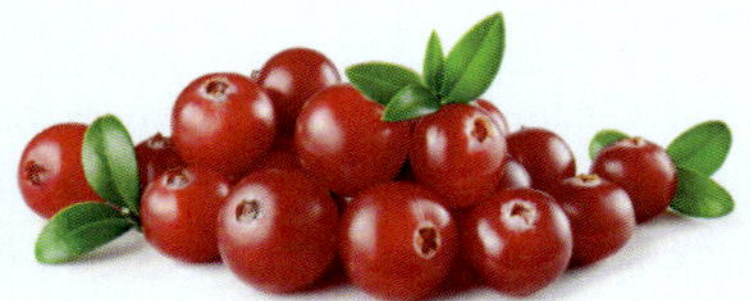

6

Auch **Cranberrys** sind in puncto Einschlafhilfe zu empfehlen. Vor allem die getrockneten Früchte enthalten viel Melatonin.

7

Melatonin ist auch in **Oliven** und **Olivenöl** enthalten. Daher kann ein Olivensnack am Abend durchaus müde machen und als Schlafmittel dienen.

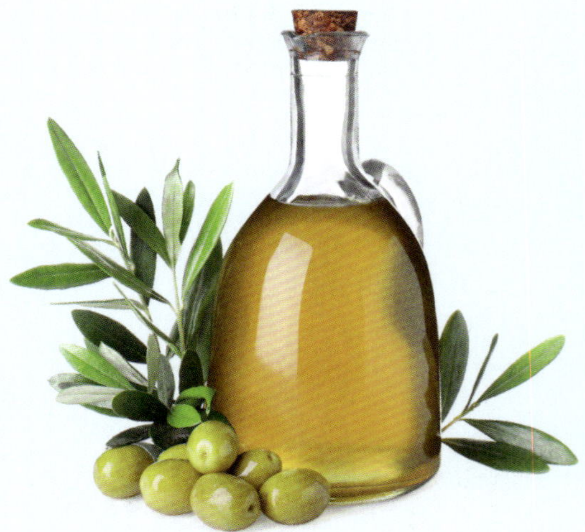

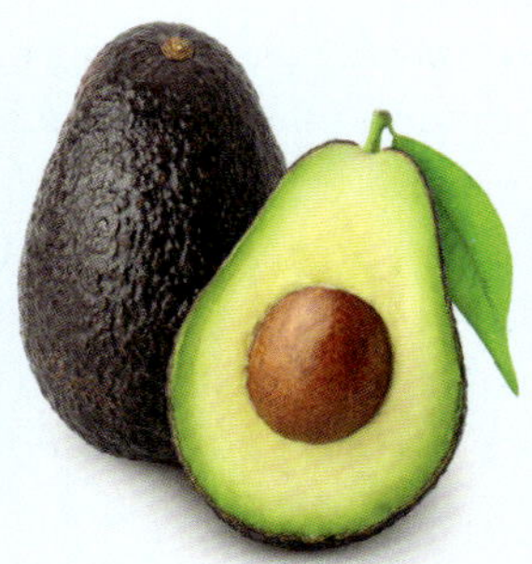

8

Magnesium ist in **Avocados** reichlich vorhanden. Der Mineralstoff wird für die Synthese von Melatonin benötigt und hilft der Muskulatur, sich zu entspannen.

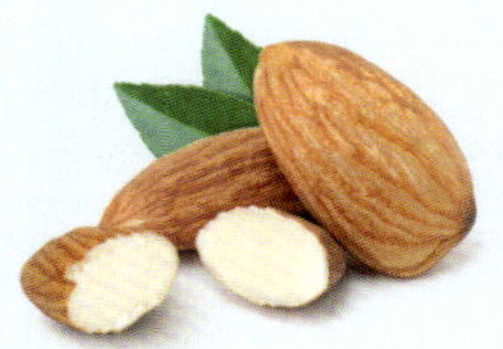

9

(Wal-)Nüsse und **Mandeln** enthalten viel Tryptophan, Magnesium und B-Vitamine: Diese Inhaltsstoffe fördern den Schlaf und sind ideale Begleiter in den Abendstunden. Bei Gewichtsproblemen sollte jedoch der Kaloriengehalt der gesunden Kerne beachtet werden.

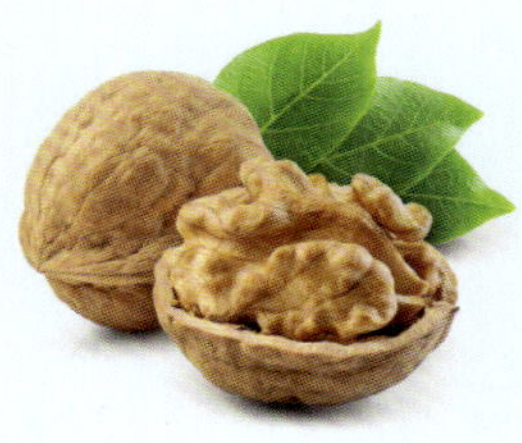

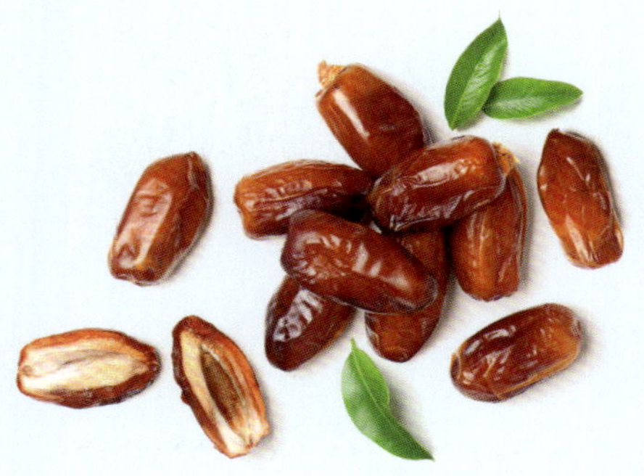

10

Datteln enthalten B-Vitamine und Tryptophan. Beides benötigt der Körper für die Bildung von Melatonin. Daher gelten Datteln als süßes und leichtes Schlafmittel, das in arabischen Ländern gerne bei leichten Einschlafproblemen angewendet wird.

Nichts bringt uns

auf unserem Weg

besser voran

als eine **Pause.**

Elizabeth Barrett-Browning

SCHLAFSTÖRENDE MEDIKAMENTE

Einige Medikamente, die vermehrt zur Behandlung verschiedener Gesundheitsprobleme wie Bluthochdruck, Asthma oder Entzündungen eingesetzt werden, können den Schlaf tatsächlich immens stören. Dies kann sich in Form von verzögertem Einschlafen, Schlafunterbrechungen oder unruhigem Schlaf äußern.

Einige Medikamente, die den Schlaf beeinflussen können, sind:

- **Antidepressiva:** Moderne Antidepressiva wie selektive Serotonin-Wiederaufnahmehemmer sollten morgens oder mittags eingenommen werden und nicht abends. Trizyklische Antidepressiva wiederum werden abends gerne gegen Schlafstörungen eingesetzt.
- **Steroide:** Steroide wie Cortison, die zur Behandlung von Entzündungen eingesetzt werden, können den Schlaf stören, indem sie zu vermehrtem Aufwachen während der Nacht führen.
- **Betablocker:** Sie werden häufig zur Behandlung von Bluthochdruck oder Herzproblemen eingesetzt und sollten morgens eingenommen werden. Abends können sie den Schlaf beeinträchtigen, da sie die Melatoninproduktion stören.
- **Asthma-Medikamente:** Einige Medikamente zur Behandlung von Asthma, insbesondere solche, die Koffein oder andere Stimulanzien enthalten, können den Schlaf beeinträchtigen, indem sie die Herzfrequenz erhöhen oder Nervosität verursachen.

Umgang mit schlafstörenden Medikamenten

Wenn Sie feststellen, dass ein von Ihnen eingenommenes Medikament Ihren Schlaf beeinträchtigt, ist es wichtig, dies mit Ihrer Ärztin oder Ihrem Arzt zu besprechen.
Möglicherweise gibt es alternative Medikamente oder Anpassungen am Dosierungsschema, die weniger störend sind. In einigen Fällen kann auch der Zeitpunkt der Einnahme des Medikaments geändert werden, um die Schlafstörungen zu minimieren.

SANFTE HILFE BEI SCHLAFSTÖRUNGEN

Neben dem Griff zu Schlafmitteln gibt es auch andere Strategien für einen guten und erholsamen Schlaf. Einige möchte ich Ihnen nun näher vorstellen

Akupunktur

Wissenschaftliche Erkenntnisse und Erfahrungen

Akupunktur wird seit Jahrhunderten in der traditionellen chinesischen Medizin eingesetzt und hat sich als unterstützende Therapie bei Schlafstörungen etabliert.

Sie fördert die Entspannung, reduziert Stress und Angst und reguliert den Schlaf-wach-Rhythmus. Viele Patienten berichten mir von einer spürbaren Verbesserung ihrer Schlafprobleme.

Die wichtigsten Ansatzpunkte sind:

1. Yintang: Dieser Punkt zwischen den Augenbrauen wird oft als das „Dritte Auge" bezeichnet und soll Entspannung und inneren Frieden fördern.
2. Shenmen: Dieser Punkt befindet sich am Handgelenk. Er hat beruhigende und angstabbauende Eigenschaften.
3. Anmian: Dieser spezielle Punkt liegt hinter dem Ohr und ist direkt mit Schlaf und Ruhe verbunden.

In meiner Praxis akupunktiere ich selbst und treffe auf einige Patienten, die aus eigener Erfahrung von einer spürbaren Verbesserung ihrer Schlafprobleme nach einer Akupunkturbehandlung berichten.

So bereiten Sie sich richtig auf Ihre Akupunkturbehandlung vor

Machen Sie sich mit den Grundlagen der Akupunktur vertraut. Wissen über die Funktionsweise der Meridiane und Akupunkturpunkte fördert die Wirksamkeit. Besprechen Sie mit Ihrem Hausarzt, ob Akupunktur für Ihre spezifischen Schlafprobleme geeignet ist.

Suchen Sie einen erfahrenen und qualifizierten Akupunkteur. Bei Ihrem ersten Termin wird dieser Ihre Gesundheitsgeschichte und Ihre Schlafprobleme ausführlich erfragen.

Sprechen Sie offen über Ihre Symptome, Lebensgewohnheiten und bisherigen Behandlungen.

Versuchen Sie, Stress vor der Behandlung zu minimieren und für Entspan-

nung zu sorgen. Vermeiden Sie schwere Mahlzeiten, Koffein und Alkohol vor der Sitzung.
Seien Sie offen für den Prozess und beachten Sie, dass es einige Zeit dauern kann, bis Sie signifikante Verbesserungen bemerken.

Lichttherapiegeräte: Helligkeit für die Seele

Lichttherapie, auch bekannt als Bright Light Therapy, hat sich als äußerst wirksam bei der Behandlung von zirkadian bedingten Schlafstörungen, saisonaler affektiver Störung (SAD), Depressionen und anderen psychischen Erkrankungen erwiesen.
Studien zeigen, dass eine tägliche Exposition von etwa 30 Minuten bei einer Helligkeit von 7.000 bis 10.000 Lux ausreicht, um die Stimmung zu verbessern und den Schlaf-wach-Rhythmus zu regulieren.
Die Funktionsweise der Lichttherapie ist einfach: Die therapeutische Tageslichtleuchte strahlt Licht mit einem erhöhten Blaulichtanteil ab, der die Serotoninproduktion im Gehirn ankurbelt. Dabei ist es nicht erforderlich, direkt in das Licht zu schauen; es genügt, die Augen offen zu halten, während man sich in der Nähe der Lampe befindet. Diese Behandlung kann zu verschiedenen Tageszeiten durchgeführt werden, zum Beispiel beim Frühstück oder beim Lesen am späten Nachmittag.

Die richtige Anwendung von Lichttherapiegeräten

Für optimale Ergebnisse sollte die Lichttherapie täglich zur selben Zeit und über einen Zeitraum von 30 bis 60 Minuten durchgeführt werden. Die Auswahl des richtigen Lichttherapiegeräts ist entscheidend; es sollte eine ausreichende Helligkeit von 7.000 bis 10.000 Lux bei einer Entfernung von 20 bis 35 Zentimetern bieten und mit einem UV-Filter ausgestattet sein, um die Augen zu schützen.

Lichttherapie bei Winterdepression

Für Menschen, die unter einer Winterdepression leiden, ist die Lichttherapie oft die Behandlung erster Wahl.
Es ist wichtig, kontinuierlich und zur gleichen Zeit täglich Licht zu tanken, besonders zur dunklen Jahreszeit. Bei stark verschobenen Schlaf-wach-Rhythmen kann ein spezialisierter Schlafmediziner Anleitungen geben, wie die Lichttherapie zur Regulierung des Schlafzyklus eingesetzt werden kann.
Wenn Sie den Verdacht haben, unter einer Winterdepression zu leiden, oder Ihren Schlaf-wach-Rhythmus optimieren wollen, ist es demnach ratsam, ärztlichen Rat einzuholen.
Lichttherapiegeräte können eine effektive und nebenwirkungsarme Behandlungsoption sein, um die Lebensqualität zu verbessern und Schlafprobleme zu bewältigen.

Lichttherapiebrillen: Licht für unterwegs

Lichttherapiebrillen bieten eine praktische Alternative zu den traditionellen Lichttherapiegeräten. Statt sich für 30 Minuten vor eine Lampe zu setzen, ermöglichen die Brillen es, mobil zu bleiben und währenddessen Alltagsaufgaben zu erledigen. Dies macht sie besonders attraktiv für Menschen mit einem hektischen Lebensstil, die dennoch von den Vorteilen der Lichttherapie profitieren möchten.

Die Funktionsweise der Lichttherapiebrillen

Diese speziellen Brillen sind so konzipiert, dass sie das Licht im idealen Winkel von schräg oben auf die Augen werfen. Durch die Nähe zur Netzhaut kann die Lichtleistung etwas niedriger sein als bei den herkömmlichen Lichttherapiegeräten. Dies macht die Brillen besser verträglich für Personen, die das intensive Licht eines Standgeräts nicht gut vertragen. Auch für Personen, die zur Früh- oder Nachtschicht müssen, ist diese Brille gut geeignet.

Worauf man achten sollte

Bevor Sie sich für eine Lichttherapiebrille entscheiden, ist es wichtig, sicherzustellen, dass das Gerät klinisch untersucht wurde und seine therapeutische Wirksamkeit bestätigt ist. Nicht alle Modelle bieten die gleichen Ergebnisse – daher ist es ratsam, sich vor dem Kauf gründlich zu informieren. Lesen Sie auch die Gebrauchsanweisung sorgfältig durch und beachten Sie mögliche Kontraindikationen sowie Wechselwirkungen mit Medikamenten. Bei Unsicherheiten sollten Sie mit Ihrem Arzt oder Ihrer Ärztin sprechen.

Die Grenzen der Lichttherapie

Es ist wichtig zu beachten, dass Lichttherapiegeräte keine UV-Strahlung abgeben und daher nicht dazu beitragen, eine Bräunung der Haut zu erreichen. Darüber hinaus können sie einen Vitamin-D-Mangel nicht ausgleichen, der unter anderem zu Müdigkeit und gedrückter Stimmung führen kann. Die Lichttherapie konzentriert sich vielmehr darauf, den zirkadianen Rhythmus zu regulieren und die Stimmung zu verbessern.

Sonnenaufgangssimulatoren: natürliches Erwachen

Eine sanfte Alternative

Sonnenaufgangssimulatoren bieten eine gute Möglichkeit, den Tag zu beginnen, ohne auf spezielle Zeiten achten zu müssen. In den frühen Morgenstunden, während der letzten Schlafphase, beginnen diese therapeutischen Lichtwecker langsam heller zu werden. Innerhalb von etwa 90 Minuten strahlen sie schließlich eine Lichtintensität von ca. 300 Lux aus.

Die **Sonne** scheint für
dich – deinetwegen; und wenn sie
müde wird, beginnt der **Mond,**
und dann werden
die **Sterne** angezündet.

Søren Kierkegaard

Diese sanfte Steigerung des Lichts hilft dem Schlafenden dabei, allmählich wacher und fitter zu werden, ohne abrupt aus dem Schlaf gerissen zu werden. Gerade für all jene, die allein schon der Gedanke an das morgendliche Klingeln des normalen Weckers um die wohlverdiente Nachtruhe bringt, kann dieses technische Hilfsmittel eine geeignete Alternative sein.

Grenzen der Anwendung
Obwohl Sonnenaufgangssimulatoren ein angenehmes Erwachen ermöglichen, sind sie nicht für die Behandlung schwerwiegender Schlafstörungen (wie bei einer Winterdepression) oder echter Schlafrhythmusstörungen geeignet. In solchen Fällen ist die Verwendung einer Bright-Light-Lampe empfehlenswerter, da sie eine höhere Lichtintensität bietet und gezielt zur Regulation des Schlaf-wach-Rhythmus eingesetzt wird.

Biofeedback – technische Unterstützung für Entspannung

In der modernen Welt der Entspannungsmethoden spielt auch die Technologie eine bedeutende Rolle. Unter dem Begriff „Biofeedback" bieten speziell qualifizierte Ärztinnen und Ärzte und Psychotherapeuten eine innovative Methode an. Dabei werden verschiedene Biosignale wie die Atemfrequenz, Herzfrequenz, Blutdruck, Hirnströme (EEG) und Muskelspannung mithilfe von Sensoren erfasst und auf einem Bildschirm sichtbar gemacht. Die Idee hinter dem Biofeedback ist, dass man durch die direkte Rückmeldung der eigenen körperlichen Signale ein besseres Verständnis für die eigenen Reaktionen und den Zustand des Körpers entwickeln kann. Insbesondere in Stresssituationen ist es oft schwer, die eigenen physiologischen Veränderungen bewusst wahrzunehmen. Doch mithilfe des Biofeedbacks kann man genau sehen, wie sich beispielsweise die Herzfrequenz oder die Muskelspannung verändert, wenn man gestresst ist. Durch dieses visuelle Feedback erhält man die Möglichkeit, bewusst Einfluss auf seine Körperfunktionen zu nehmen und gezielt zu entspannen. Das Biofeedback kann somit als eine Art Training für Körper und Geist betrachtet werden, das langfristig dazu beiträgt, Stress abzubauen und Entspannung zu fördern.
Da es in Deutschland viel zu wenig professionelle Therapeuten gibt, die sich explizit mit psychisch bedingten Ein- und Durchschlafstörungen auskennen, gibt es seit einiger Zeit sog. DiGA (Digitale Gesundheitsanwendungen). Diese Apps kann jeder Arzt auf Rezept verordnen. Bei Schlafstörungen gibt es zwei zugelassene DiGA-Apps: „somnio" und „Hello Better". Beides sind fachlich geprüfte Trainingsprogramme bei psychischen Ein- und Durchschlafstörungen und bei vielen Patienten gut wirksam.

WAS TUN BEI SCHLAF-BEZOGENEN ATMUNGS-STÖRUNGEN?

Für Menschen, deren Schlaf durch Störungen der Atmung beeinträchtigt ist, gibt es bestimmte Hilfsmittel, die für eine erholsame Nachtruhe sorgen können.

Die Unterkiefer-Protrusions-schiene

Im Arsenal der medizinischen Hilfsmittel, die darauf abzielen, die Atemwege während des Schlafs offen zu halten, nimmt die Unterkiefer-Protrusionsschiene einen herausragenden Platz ein. Auch bekannt als Unterkiefer-Vorschubschiene oder Schnarcherschiene, hat sich diese Methode als äußerst wirksam erwiesen, insbesondere bei der Behandlung von Schnarchen, UARS und leichter bis mittelschwerer Schlafapnoe.

Wie funktioniert die Schiene?

Die Unterkiefer-Protrusionsschiene besteht aus zwei Teilen, die während des Schlafs auf die obere und untere Zahnreihe aufgesetzt werden, ähnlich wie eine doppelte Aufbiss- oder Knirscherschiene. Durch diese Vorrichtung wird der Unterkiefer um 0,5 bis 1 Zentimeter nach vorne verschoben. Diese kleine Verlagerung des Unterkiefers reicht aus, um den Zungenmuskelansatz, der am Unterkiefer ansetzt, im Liegen nach oben zu ziehen und so die Atemwege frei zu halten.

Für wen ist die Schiene geeignet?

Besonders Patientinnen und Patienten, die in Rückenlage schnarchen, unter Apnoe leiden und einen nicht übermäßig hohen BMI aufweisen, profitieren von der Unterkiefer-Protrusionsschiene. Die Methode ist gut verträglich und hat sich als äußerst effektiv erwiesen, um Mikro-Weckreaktionen zu reduzieren und Tagesmüdigkeit vorzubeugen.

Kostenübernahme und Verfügbarkeit

Inzwischen übernehmen fast alle gesetzlichen und privaten Krankenversicherungen die Kosten für diese Schienen, oftmals allerdings nur dann, wenn eine Atemmaske nicht vertragen wird.

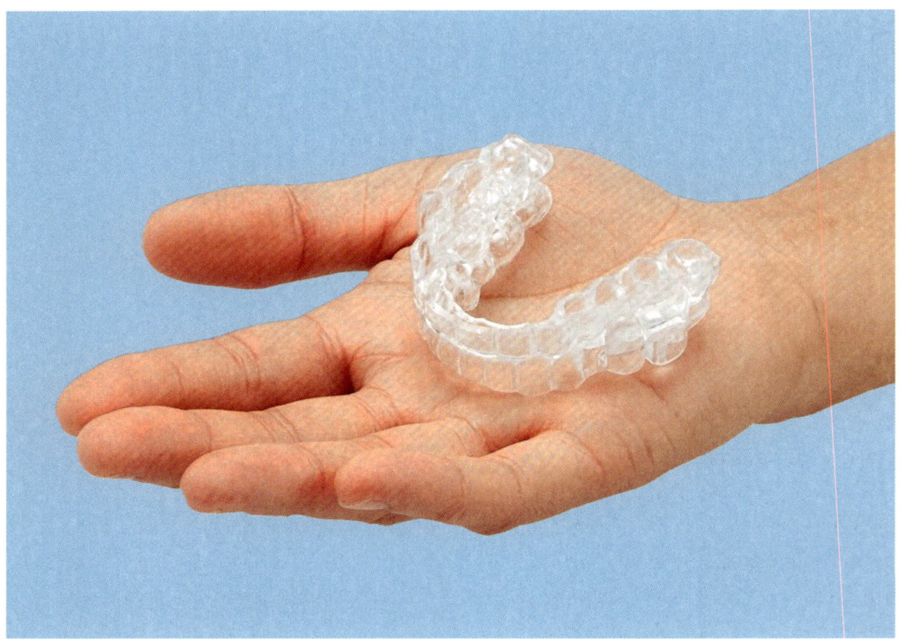

Private Krankenversicherungen und Beihilfestellen verlangen in der Regel einen Kostenvoranschlag. Die individuelle Anpassung und Herstellung der Schiene ist mit einem gewissen Aufwand verbunden, der sich in einem Preis der Schienen je nach Modell von ca. 1.000 bis 2.000 Euro widerspiegelt.

Alternativen und preiswertere Varianten

Für Patientinnen und Patienten, die sich die individuelle Anpassung nicht leisten können oder möchten, gibt es preiswertere Schienenvarianten, die zu Hause selbst angepasst werden können. Diese Schienen sind zwar nicht so effektiv wie maßgefertigte Schienen, können aber dennoch eine wirksame Behandlungsmöglichkeit darstellen, entweder eigenständig oder nach Anpassung durch einen Arzt.

Atemmasken (PAP-Therapie)

Für manche Menschen mit schweren Schlafapnoe-Symptomen ist die Atemmaske die einzige Hoffnung auf eine erholsame Nachtruhe. Diese Therapie, bekannt als CPAP-, APAP- oder BIPAP-Therapie, sieht zwar manchmal etwas gewöhnungsbedürftig aus, ist aber äußerst effektiv, um das Kollabieren des

Rachens während des Schlafs zu verhindern, und das nur mit Raumluft.

Wie funktioniert die Maske?
Die Atemmaske ist ein Gerät, das kontinuierlich einen leichten Luftdruck erzeugt und dadurch verhindert, dass der Rachen und die Zunge während des Schlafs kollabieren. Sie saugt Umgebungsluft an, filtert sie und leitet sie durch einen Schlauch zu einer Nasen- oder Mund-Nasen-Maske, die über dem Gesicht getragen wird. Dadurch wird der Zungengrund wie auf einem Luftstrom gehalten und kann nicht zurückfallen. Es gibt verschiedene Modelle und Varianten dieser Masken, die den individuellen Bedürfnissen der Patienten gerecht werden.

Verschiedene Therapieformen
Die CPAP-Therapie (Continuous Positive Airway Pressure) wurde im Laufe der Zeit weiterentwickelt zur APAP-Therapie (Automatischer Positiver Atemwegsdruck), bei der der therapeutische Luftdruck automatisch an die Bedürfnisse des Patienten angepasst wird. BiLevel-Geräte, auch bekannt als BIPAP, kommen bei komplexeren Formen von Schlafapnoe zum Einsatz oder wenn ein speziell hoher Luftdruck erforderlich ist. Die Nutzung eines Atemgeräts ist in der Regel eine langfristige Therapie und sollte jede Nacht erfolgen. Obwohl das Tragen einer Schnarchmaske vielleicht nicht als besonders attraktiv empfunden wird, ist es für viele Menschen, die unter Schlafapnoe leiden, die Rettung vor chronischer Erschöpfung, Herzinfarkt und Schlaganfall.

Die Kostendebatte: Finanzierungslücken bei Therapiegeräten
Die PAP-Methoden – wie CPAP, APAP und BIPAP – haben sich als äußerst effektiv bei der Behandlung schwerer Schlafapnoe erwiesen und sind in der medizinischen Praxis fest etabliert.
Noch vor Kurzem wurden diese Therapien von allen gesetzlichen und privaten Krankenkassen bezahlt, wenn die Diagnose entsprechend gestellt wurde.

Ein Blick auf die Realität
Leider hat sich dieser Trend in letzter Zeit geändert und viele Krankenkassen richten ihr Augenmerk vermehrt auf die Kosten. Dadurch erhalten viele Patientinnen und Patienten möglicherweise nicht mehr das Gerät, das am besten zu ihren individuellen Bedürfnissen passt und ihnen am meisten hilft.
Stattdessen wird oft das billigste verfügbare Gerät gewählt, um Kosten zu sparen. Diese Entwicklung ist sehr bedauerlich und zeigt den aktuellen Trend vieler Krankenkassen, sich mit glanzvollen Marketingaktionen zu schmücken, insbesondere im Bereich der Schlafmedizin. Doch wenn es um die Finanzierung notwendiger Schlaflaboruntersu-

chungen und Therapiegeräte geht, lassen viele Krankenkassen Patientinnen und Patienten und deren Ärztinnen und Ärzte im Stich.

Die Suche nach der perfekten Maske

In der Welt der Schlafmedizin gibt es verschiedene Masken, die wie passgenaue Puzzlestücke dafür sorgen, dass die Atemwege während des Schlafs offenbleiben. Doch welche Maske ist die richtige für Sie? Um die für Ihre individuellen Bedürfnisse passende Maske zu finden, empfehle ich Ihnen den Besuch eines Fachgeschäfts oder Experten. Schlaflabore, Schlafmedizinerinnen und -mediziner und spezialisierte Schlafshops bieten oft sogenannte Maskensprechstunden an. Hier haben Interessierte die Möglichkeit, verschiedene Maskenmodelle auszuprobieren und zu herauszufinden, welches am besten zu ihnen passt. Die Auswahl reicht von Nasenmasken über Nasenpolstermasken bis hin zu Modellen, die Nase und Mund oder das gesamte Gesicht abdecken. So können die Betroffenen je nach individuellen Anforderungen die passende Variante wählen.

Vielfalt an Geräten

Neben den verschiedenen Maskenvarianten gibt es eine große Auswahl an Geräten, die den Luftdruck liefern, um die Atemwege offen zu halten. Diese Geräte variieren in Lautstärke, Technologie und Eignung für individuelle Bedürfnisse. Bevor eine Entscheidung für ein Gerät getroffen wird, ist es ratsam, mit der Krankenkasse zu klären, welche Modelle sie bezahlt. Weitere Informationen zu den verschiedenen Geräten finden sich im Hilfsmittelverzeichnis der Gesetzlichen Krankenversicherung (GKV).

Der Zungenschrittmacher

In den letzten Jahren hat sich eine neue und operative Therapieform zur Be-

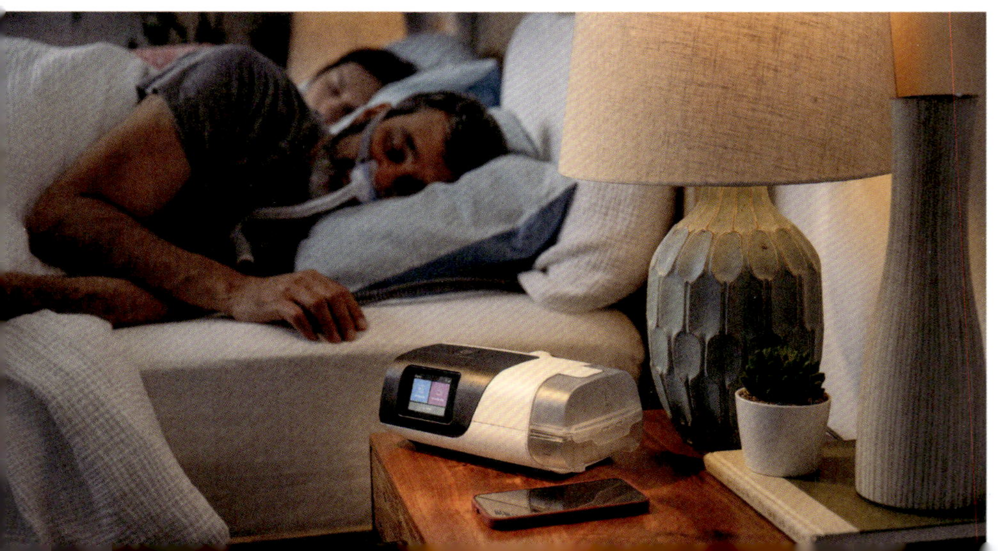

handlung der obstruktiven Schlafapnoe auf den Weg gemacht, der sog. Hypoglossus- oder Zungenschrittmacher. Es sind derzeit vor allem zwei verschiedene Systeme etabliert. Eines ähnelt einem Herzschrittmacher, bei dem anderen muss man sich abends ein Pflaster unters Kinn kleben. Wie funktionieren diese Eingriffe und für wen sind die Zungenschrittmacher geeignet?

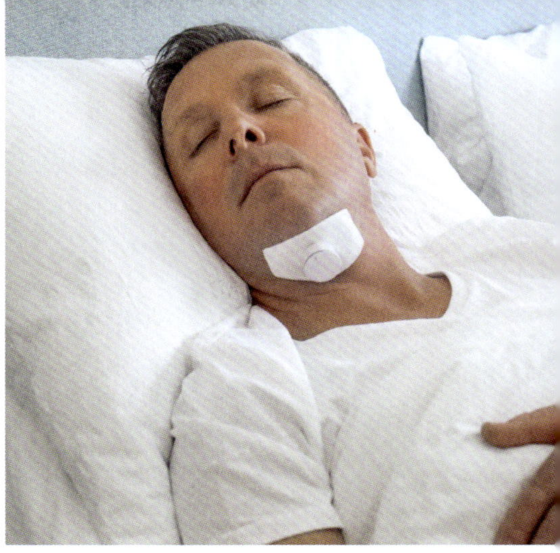

Der operative Eingriff

Der erste Zungenschrittmacher wird ähnlich wie eine Herzschrittmacher durch eine Operation eingesetzt. Dabei wird eine Batterie in Höhe des Brustkorbs unter die Haut implantiert, während eine dünne Drahtelektrode einseitig durch den Hals bis an den Unterzungennerv (Hypoglossus) geführt wird. Das andere, kleinere System wird mit einem Schnitt unterm Kinn mittig platziert und wird nach dem Einheilen abends mit einem Sensor in einem Pflaster unters Kinn geklebt.

Während des Einatmens wird der Unterzungennerv aktiviert und der Zungenmuskel zieht sich zusammen. Dadurch bewegt sich die Zunge etwas nach vorne und erweitert den vorher verengten Atemweg im Rachen. Auf diese Weise kann eine obstruktive Schlafapnoe gebessert werden. Die Wirksamkeit ist nicht so gut wie bei der Atemmaske, aber in etwa vergleichbar mit einer Unterkieferprotusionsschiene.

Vor dem Schlafengehen aktiviert die Patientin oder der Patient das Gerät mit einem Magneten. Während des Einatmens signalisiert der Unterzungennerv der Zunge, sich zusammenzuziehen. Dadurch bewegt sich die Zunge nach vorne aus dem Mund heraus und öffnet den Atemweg im Rachen. Auf diese Weise kann eine obstruktive Schlafapnoe effektiv verhindert werden.

Eignung und Empfehlung

Der Zungenschrittmacher ist vor allem für nicht allzu schwere Patientinnen und Patienten mit mittel- bis schwergradigen Apnoe-Befunden geeignet, die mit anderen Atemhilfsgeräten nicht zurechtkommen.

In diesen Fällen kann der Zungenschrittmacher eine gangbare Alternative sein. Spezialisierte Kliniken bieten diesen Eingriff an.

PFLANZLICHE UND CHEMISCHE LÖSUNGEN

Ich werde oft gefragt, ob Schlaftabletten schädlich sind oder abhängig machen. Während es für viele Menschen ganz selbstverständlich ist, regelmäßig eine Blutdrucktablette einzunehmen, gibt es bei Schlafhelfern oftmals große Ängste, Scham- und Schuldgefühle

Pflanzliche Schlafhelfer

Selbst pflanzliche Produkte, die den Schlaf unterstützen, werden von vielen Menschen mit großer Vorsicht betrachtet. Grundsätzlich ist ein achtsamer Umgang mit Medikamenten als positiv anzusehen, jedoch muss man sich bei einem pflanzlichen Einschlafmittel keine Gedanken darüber machen, in eine Abhängigkeit zu verfallen.

Pflanzliche Schlafhilfen gewinnen als natürliche Alternative zu verschreibungspflichtigen Medikamenten bei Schlafstörungen zunehmend an Popularität. Diese pflanzlichen Präparate enthalten Wirkstoffe aus Kräutern, Pflanzen oder anderen natürlichen Quellen, die beruhigende und schlaffördernde Eigenschaften haben. Im Folgenden werden einige der häufigsten pflanzlichen Schlafhilfen, ihre Wirkstoffe, Darreichungsformen und potenziellen Risiken und Nutzen diskutiert.

- Baldrianwurzel: Baldrian ist eine bekannte Heilpflanze, die seit Langem zur Behandlung von Schlafstörungen eingesetzt wird. Die Wurzel des Baldrians enthält Wirkstoffe wie Baldriansäuren, die beruhigende und entspannende Eigenschaften haben. Baldrianpräparate gibt es als Tropfen, Tabletten oder Tee und werden häufig zur Verbesserung der Schlafqualität eingesetzt.
- Hopfen: Hopfen wird traditionell zur Beruhigung und Entspannung eingesetzt und ist ein häufiger Bestandteil von pflanzlichen Schlafmitteln. Die beruhigende Wirkung des Hopfens wird auf die enthaltenen Flavonoide und ätherischen Öle zurückgeführt. Hopfen wird als Tee, Kapsel oder Tinktur eingenommen, oft in Kombination mit anderen beruhigenden Kräutern wie Baldrianwurzel oder Melissenblättern.

- **Passionsblume:** Passionsblume wird aufgrund ihrer entspannenden Wirkung häufig zur Behandlung von Schlaflosigkeit und Angstzuständen eingesetzt. Die Passionsblume enthält Wirkstoffe wie Flavonoide und Alkaloide, die beruhigend wirken und die Schlafqualität verbessern können. Passionsblumenpräparate sind als Tinkturen, Kapseln oder Tee erhältlich.

Melatonin als Einschlafhilfe

Seit ein paar Jahren sind nun auch in Deutschland Produkte mit dem „Schlafhormon" Melatonin bis 1 Milligramm frei verkäuflich. In den USA sind diese Hilfsmittel schon lange alltäglich. Es gibt Melatonin als Einschlafhilfe in den verschiedensten Darreichungsformen: Tabletten, Mundspray, Pulver oder Flüssiggetränk. Melatonin künstlich zugeführt kann einen Mangel an körpereigenem Melatonin ausgleichen und ein schnelleres Einschlafen ermöglichen. Bei Jetlag hilft Melatonin oft gut. Diese Schlafmittel sind mild dosiert, nicht verschreibungspflichtig und stellen bei bestimmungsgemäßem Gebrauch für erwachsene Leute kaum eine Gefahr dar. Melatonin wirkt auch nicht wie ein direktes Schlafmittel, sondern ist ein sogenanntes Chronobiotikum. Das bedeutet, dass es den Organismus im zirkadianen Takt der Nacht hält und wie ein Dirigent die zahlreichen Mitspieler des Organismus steuert. Es synchronisiert verschiedene nächtliche Geweberhythmen und fördert damit die Regeneration und Reparatur unserer Zellen. Melatonin sorgt für die Erweiterung der peripheren Blutgefäße und ermöglicht es dem Körper, seine Kerntemperatur abzusenken.
Es signalisiert den Körperzellen die bevorstehende Nachtruhe, ist zugleich ein hochwirksames Antioxidans und schützt den Körper somit vor degenerativen Erkrankungen. Degenerative Krankheitsbilder entstehen durch die Abnutzung und Alterung von Zellen. Auch die Elastizität unserer Hautzellen ist einem Abnutzungs- und Alterungsprozess ausgesetzt. Melatonin ist deshalb auch als Anti-Aging und Longevity-Substanz geeignet.

Chemische Schlafmittel

Chemische Schlafsubstanzen sind wie die doppelkantige Klinge eines scharfen Messers – potent und effektiv, aber auch mit Risiken verbunden, wenn man sie falsch verwendet. Diese Medikamente können schnell und wirksam sein, aber sie bergen manchmal auch das Risiko von Abhängigkeit, Toleranzentwicklung und Nebenwirkungen.
Schlafmittel sollten immer von einem damit kundigen Arzt verschrieben und in ihrer Anwendungsdauer und Dosierung in jedem Einzelfall kontrolliert werden.
Es gibt verschiedene Arten von verschreibungspflichtigen Schlafmitteln,

die zur Behandlung von Schlafstörungen eingesetzt werden: Zu den bekanntesten gehören die sog. Z-Substanzen Zopiclon und Zolpidem, des Weiteren ältere Antidepressiva wie Amitryptilin, Trimipramin und Doxepin, die in der Schlafmedizin in deutlich niedrigeren Dosierungen benutzt werden, als in der Depressionstherapie. Andere Antidepressiva wie Mirtazapin und Opipramol werden benutzt, aber auch atypische Neuroleptika wie Quetiapin. Neu ist der Wirkstoff Daridodexant. Manchmal müssen mehrere Schlafmittel ausprobiert werden, bis das richtige gefunden ist. Für betagte Patienten bieten sich Pipamperon und Melperon an. Alle chemischen Schlafmittel können für den richtigen Patienten in Betreuung des richtigen Arztes alleine oder in Kombination mit anderen Methoden ein Segen sein, bei unsachgemäßem Gebrauch oder ohne Betreuung durch einen kundigen Arzt aber auch ein Fluch.

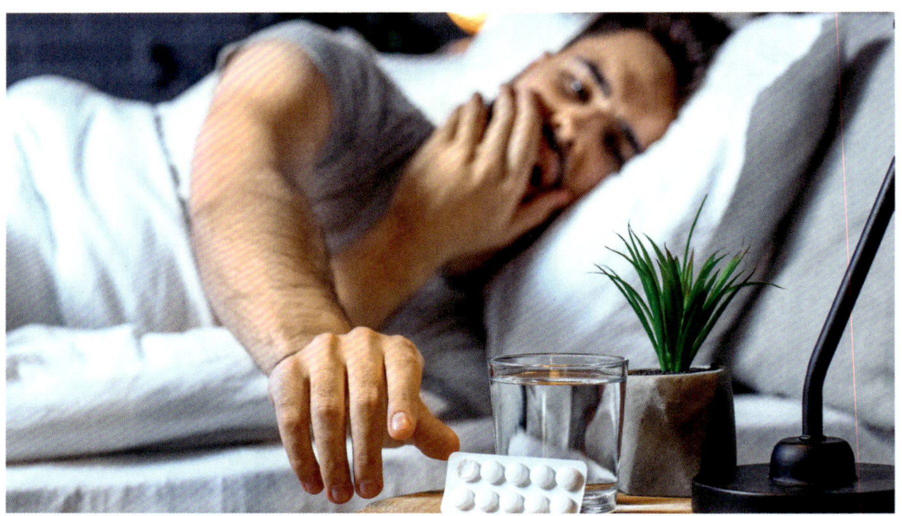

Der Schlaf ist doch die

köstlichste Erfindung.

Heinrich Heine

ALTERNATIVE THERAPIE-METHODEN

Entspannung ist die Basis für einen erholsamen Schlaf. Nur wenn Körper und Geist zur Ruhe kommen, kann sich der Schlaf auf natürliche Weise einstellen. In diesem Kapitel werden wir uns mit verschiedenen Entspannungsverfahren befassen, die dazu beitragen können, den Körper und den Geist zu entspannen.

Progressive Muskelentspannung

Dieses Verfahren ist nicht nur am leichtesten zu erlernen, sondern es ist auch am besten wissenschaftlich untersucht. Der amerikanische Physiologe Edmund Jacobson (1888 –1983) gilt als der Begründer der Progressiven Muskelentspannung. Er hatte im Jahr 1929 entdeckt, dass sich die Muskelspannung bei Gefühlen der Unruhe oder Erregung deutlich erhöht. Umgekehrt reduziert sich Angst, wenn es gelingt, die Muskelspannung zu verringern.
Eine Muskelgruppe kann sehr effektiv entspannt werden, wenn man sie vorher willkürlich anspannt. Bei der Progressiven Muskelentspannung macht man sich den Effekt zunutze, dass die Entspannung von Muskelgruppe zu Muskelgruppe übertragen wird, woraufhin weitere Entspannungsprozesse im gesamten Körper folgen. So sinkt etwa der Blutdruck, Puls und Darmtätigkeit werden reduziert und auch die Atmung wird ruhiger.

Vorbereitung für die Progressive Muskelentspannung

- Wählen Sie einen ruhigen, komfortablen Ort, an dem Sie für die Dauer der Übung ungestört bleiben.
- Sorgen Sie für bequeme Kleidung und nehmen Sie eine bequeme Haltung ein, z.B. im Sitzen oder im Liegen.
- Stellen Sie sicher, dass Sie alle störenden Geräusche minimieren, und verzichten Sie auf elektronische Geräte in Ihrer Nähe.
- Achten Sie auf eine Ihnen angenehme Raumtemperatur und eine gute Durchlüftung. Es soll sich für Sie weder zu warm noch zu kalt anfühlen.

Durchführung einer Progressiven Muskelentspannung

Im Folgenden sind die wichtigste Schritte einer grundlegenden PME-Sitzung beschrieben:

- Schritt 1: Tiefes Atmen
  Beginnen Sie mit einigen tiefen, ruhigen Atemzügen. Atmen Sie langsam durch die Nase ein, halten Sie den Atem einen Moment lang und atmen Sie dann langsam wieder aus. Wiederholen Sie dies einige Male, um sich auf die Übung einzustimmen.
- Schritt 2: Anspannen der Muskeln
  Starten Sie nun mit der eigentlichen Übung. Spannen Sie die erste Muskelgruppe für etwa fünf Sekunden fest an. Das kann zum Beispiel die Hand sein: Ballen Sie sie zur Faust und spüren Sie die Anspannung, ohne sich dabei zu verkrampfen.
- Schritt 3: Entspannung
  Nach der Anspannung lassen Sie die Muskeln abrupt los und geben der Entspannung etwa 10 bis 20 Sekunden Raum. Achten Sie dabei bewusst auf das Gefühl, wie sich die zuvor angespannten Muskeln entspannen und die Spannung weicht.
- Schritt 4: Bewusste Wahrnehmung
  Konzentrieren Sie sich für einen Moment auf das Gefühl der Lockerheit in den entspannten Muskeln. Genießen Sie das Gefühl der Entspannung.
- Schritt 5: Systematisches Vorgehen
  Wiederholen Sie diesen Prozess systematisch für alle großen Muskelgruppen. Ein möglicher Ablauf kann so aussehen:
  - Rechte Hand und Unterarm
  - Rechter Oberarm
  - Linke Hand und Unterarm
  - Linker Oberarm
  - Stirn
  - Obere Wangenpartie und Nase
  - Untere Gesichtspartie (Kiefermuskulatur)
  - Nacken und Schultern
  - Brust, Schultern und oberer Rücken
  - Bauchmuskulatur
  - Hüften und Gesäß
  - Rechtes Bein und Fuß
  - Linkes Bein und Fuß
- Schritt 6: Abschluss und Übergang

Nachdem alle Muskelgruppen entspannt wurden, nehmen Sie sich noch einige Minuten Zeit, um in diesem entspannten Zustand zu verweilen und die Ruhe zu genießen. Beenden Sie die Übung dann mit einigen tiefen Atemzügen und kehren Sie langsam zur normalen Aktivität zurück.

Tipps für den Erfolg mit Progressiver Muskelentspannung

1. **Regelmäßige Praxis:** Um den vollen Nutzen aus der PME zu ziehen, üben Sie regelmäßig, idealerweise täglich.
2. **Geduld:** Es ist gut möglich, dass Sie einige Übungen durchführen müssen, bis Sie die Technik gut beherrschen und die Vorteile vollends wahrnehmen.

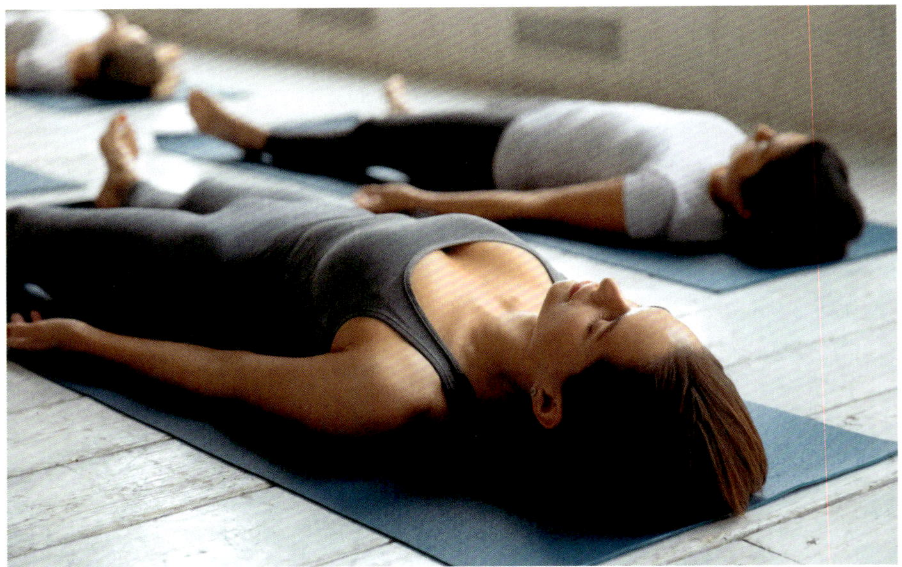

3. Kein Zwang: Vermeiden Sie übermäßige Anstrengung beim Anspannen der Muskeln, um Krämpfe oder Schmerzen zu verhindern.
4. Kombination mit anderen Techniken: Die PME lässt sich hervorragend mit anderen Entspannungsmethoden wie z.B. Meditations- oder Atemübungen kombinieren.

Die PME bietet einen einfachen, weitgehend zeit- und ortsunabhängigen Weg, um Stress abzubauen und Ihre Schlafqualität zu verbessern.
Bei regelmäßiger Anwendung können Sie das volle Potenzial dieser Technik entfalten und Ihr allgemeines Wohlbefinden steigern.

Gute-Nacht-Yoga oder Schlafyoga

Yoga ist nicht nur gut für die Figur und die Dehnbarkeit Ihres Körpers, es hilft auch gegen zahlreiche körperliche und psychische Beschwerden, worunter auch Schlafstörungen fallen. Schlafyoga oder Gute-Nacht-Yoga – auch bekannt als Yoga Nidra oder „yogischer Schlaf" – ist eine Entspannungstechnik und Meditation, die den Übenden in einen tiefen Zustand zwischen Wachsein und Schlaf führt.
Das Hauptziel von Schlafyoga ist, physische, mentale und emotionale Entspannung zu erreichen und gleichzeitig ein Bewusstsein zu bewahren. Hier sind einige Kernprinzipien und Übungsbeispie-

le aufgeführt, um Ihnen mit Schlafyoga zu einem besseren Entspannungszustand zu verhelfen.

Prinzipien des Schlafyogas

Bevor Sie mit der Praxis beginnen, setzen Sie eine positive Absicht oder Sankalpa (Sanskrit für Wille, Wunsch, Vorsatz). Das sollte eine kurze, prägnante Aussage sein, die Ihre persönlichen Ziele widerspiegelt, wie zum Beispiel: „Ich vertraue." oder: „Ich freue mich auf einen weiteren Tag." Diese Intention wird zu Beginn und am Ende der Übung wiederholt.

- Körperliche Ruhe: Der Körper sollte während einer Yoga-Nidra-Sitzung bequem liegen, normalerweise in der Rückenlage (Savasana). Decken und Kissen können verwendet werden, um den Körper zu unterstützen und für zusätzlichen Komfort zu sorgen.
- Atembewusstsein: Atem ist ein wesentlicher Bestandteil des Yoga Nidra. Er hilft, den Geist zu beruhigen und den Körper zu entspannen. Das Fokussieren auf den Atem ermöglicht es, tiefer in Entspannung einzutauchen.
- Systematische Entspannung: Durch geistiges Durchwandern verschiedener Körperbereiche wird der gesamte physische Körper in einen Zustand tiefer Entspannung gebracht. Die Aufmerksamkeit wird von einem Körperteil zum nächsten geleitet, wobei jeder Teil geistig entspannt wird.
- Visualisierung: Häufig beinhaltet Yoga Nidra auch Visualisierungen, die für Ruhe und friedvolle Bilder sorgen. Eine typische Visualisierung könnte ein ruhiger See, ein Wald, ein Berg oder ein anderes beruhigendes Bild sein.

Übungsbeispiele für Schlafyoga

Vorbereitung:

Legen Sie eine Yogamatte auf den Boden und platzieren Sie eine Decke darauf. Legen Sie sich mit dem Rücken auf die Matte, verteilen Sie eine Decke über sich und verwenden Sie eventuell ein kleines Kissen unter Ihrem Nacken, um zu gewährleisten, dass Ihre Wirbelsäule gerade ist. Stellen Sie sicher, dass Sie warm sind und bequem liegen.

Entspannung einleiten:

Schließen Sie die Augen und konzentrieren Sie sich darauf, bewusst und tief durch die Nase zu atmen. Nehmen Sie einige tiefe Atemzüge und spüren Sie, wie sich Ihr Körper bei jedem Ausatmen etwas mehr entspannt.

Sankalpa (Intention):

Formulieren Sie jetzt Ihre persönliche Absicht für die Praxis. Wiederholen Sie die Intention dreimal mental, mit Überzeugung und Klarheit.

Bodyscan:

Beginnen Sie am oberen Ende Ihres Körpers und lenken Sie Ihre Aufmerksamkeit nacheinander auf verschiedene Körperteile. Starten Sie bei den Füßen und arbeiten Sie sich systematisch nach oben vor:

- Fühlen Sie Ihre Füße und lassen Sie bewusst alle Anspannung los.
- Bewegen Sie Ihre Aufmerksamkeit zu den Waden und entspannen Sie diese.
- Fahren Sie fort mit den Knien, Oberschenkeln, Hüften und so weiter.
- Nehmen Sie jede Körperregion wahr und bitten Sie sie, sich bei jedem Ausatmen zu entspannen.

Atembewusstsein:

Richten Sie Ihre Aufmerksamkeit auf Ihren Atem und beobachten Sie, wie er natürlich fließt. Spüren Sie, wie sich Ihr Bauch mit jeder Einatmung hebt und wie er sich bei der Ausatmung senkt.

Visualisierung:

Stellen Sie sich einen friedlichen Ort vor, wie einen stillen Wald oder einen einsamen Strand. Erleben Sie diese Szene mit allen Sinnen – was sehen, hören, riechen und fühlen Sie?

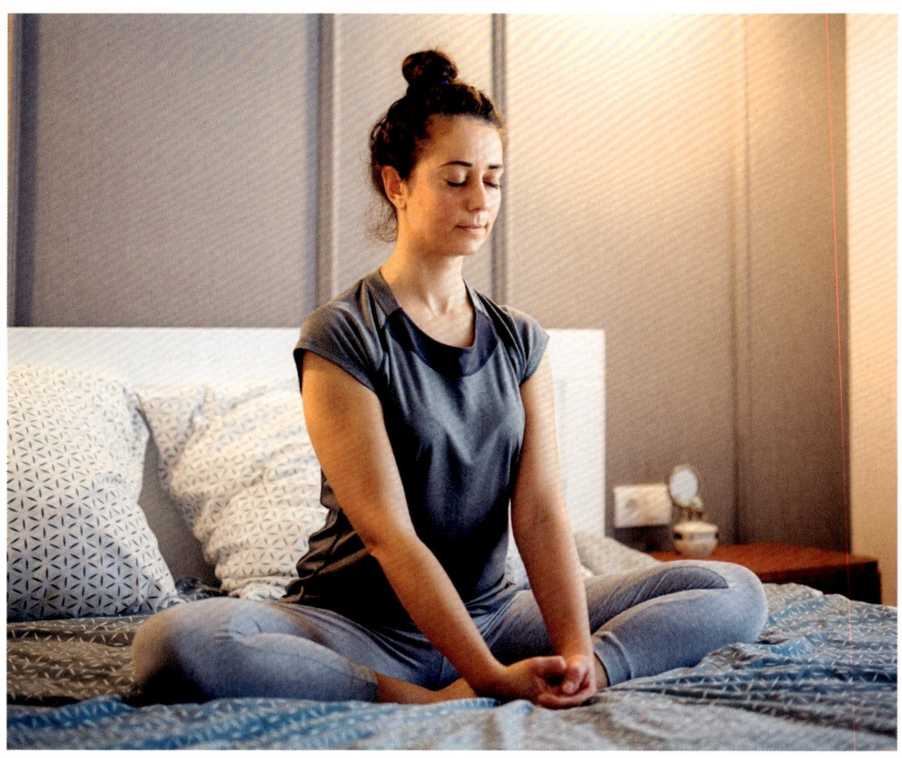

Schluss der Praxis:

Nach etwa 20 bis 45 Minuten oder der für Sie passenden Dauer der Übung beginnen Sie langsam, das Bewusstsein auf Ihren physischen Körper zurückzubringen. Bewegen Sie sanft die Finger und Zehen, strecken Sie sich und öffnen Sie schließlich Ihre Augen. Bevor Sie aufstehen, wiederholen Sie Ihre Sankalpa, um die Praxis zu schließen.

Schlafyoga kann jederzeit während des Tages praktiziert werden, um zu entspannen, oder direkt vor dem Schlafengehen, um einen tiefen und erholsamen Schlaf zu unterstützen. Es ist eine sanfte und wirkungsvolle Form der Meditation, die geistige Klarheit fördern und Stress abbauen kann.

Atemtechniken, die die Entspannung fördern

Die Atmung spielt eine entscheidende Rolle bei der Entspannung des Körpers und des Geistes. Sie reflektiert nicht nur unsere geistige und seelische Verfassung, sondern kann auch aktiv zur Beruhigung beitragen.
In besonders stressigen oder aufgeregten Situationen wird die Atmung automatisch flacher und schneller, während sie in ruhigen und entspannten Momenten tiefer und langsamer wird.
Durch bewusste Kontrolle der Atmung können wir aktiv zu innerer Ruhe und Ausgeglichenheit beitragen. Dieses Prinzip wird beispielsweise im Yoga durch Atemübungen gezielt angewendet. Dabei reguliert die Atmung nicht nur die geistige Verfassung, sondern auch den Gehalt an Sauerstoff und CO_2 im Blut, was ebenfalls Einfluss auf unseren Schlaf hat.

4-7-8-Atemtechnik

Diese Atemtechnik ist auch bekannt als „entspannender Atem" und wurde von Dr. Andrew Weil popularisiert. Sie basiert auf einer alten Yogatechnik – Pranayama – und ist dafür konzipiert, das Nervensystem zu beruhigen.

So führen Sie sie durch:

- Platzieren Sie die Zunge hinter Ihren oberen Schneidezähnen.
- Schließen Sie Ihre Lippen und atmen Sie leise durch die Nase ein, zählen Sie dabei bis vier.
- Halten Sie den Atem an und zählen Sie bis sieben.
- Atmen Sie dann vollständig mit einem zischenden Geräusch durch den Mund aus, zählen Sie dabei bis acht.
- Wiederholen Sie diesen Zyklus mindestens viermal.

Diafragmatisches Atmen (Bauchatmung)

Bei dieser Technik wird der Fokus darauf gelegt, tief in das Zwerchfell zu atmen, um die Atmungsorgane vollständig zu nutzen und Entspannung zu fördern.

Ich küsse die Sonne,

umarme **den Mond**

und halte ihn fest …

Hildegard von Bingen

So führen Sie sie durch:

- Legen Sie sich hin und legen Sie eine Hand auf Ihren Bauch und die andere auf Ihre Brust.
- Atmen Sie tief durch die Nase ein und lassen Sie dabei Ihren Bauch sich nach oben wölben, während Ihre Brust weitgehend still bleibt.
- Atmen Sie langsam durch die Lippen aus, als ob Sie durch einen Strohhalm ausatmen, und fühlen Sie, wie sich der Bauch senkt.
- Wiederholen Sie diesen Prozess für mehrere Minuten.

Box-Atmung (Viereckatmung)

Diese Technik ist auch bekannt unter dem Namen „Viereckatmung" oder „Quadrat-Atmung" und ist besonders in stressigen Situationen sehr nützlich.

So führen Sie sie durch:

- Atmen Sie langsam und tief für vier Sekunden durch die Nase ein.
- Halten Sie den Atem für vier Sekunden an.
- Atmen Sie langsam durch den Mund für vier Sekunden aus.
- Halten Sie den Atem für weitere vier Sekunden an.
- Wiederholen Sie diese Schritte für einige Minuten.

Bienenatmung (Bhramari Pranayama)

Die Bhramari-Pranayama-Atemtechnik ist bekannt für ihre sofortige beruhigende Wirkung auf das Gehirn und hilft, Wut, Angst und Frustration zu reduzieren.

So führen Sie sie durch:

- Setzen oder legen Sie sich in eine bequeme Position und schließen Sie die Augen.
- Bedecken Sie mit den Fingern sanft Ihre Ohren.
- Atmen Sie tief durch die Nase ein.
- Beim Ausatmen summen Sie wie eine Biene, spüren Sie die Vibration in Ihrem Kopf.
- Wiederholen Sie die Übung fünf- bis zehnmal.

Abwechselndes Nasenlochatmen (Nadi Shodhana)

Diese Technik ist darauf ausgerichtet, das autonome Nervensystem auszugleichen und die Achtsamkeit zu steigern.

So führen Sie sie durch:

- Setzen Sie sich in eine komfortable Position mit geradem Rücken.
- Legen Sie den Zeigefinger und Mittelfinger Ihrer rechten Hand zwischen die Augenbrauen, den Daumen auf das rechte Nasenloch und den Ringfinger auf das linke Nasenloch.
- Verschließen Sie das rechte Nasenloch und atmen Sie langsam durch das linke Nasenloch ein.
- Verschließen Sie nun das linke Nasenloch, öffnen Sie das rechte und atmen Sie langsam aus.

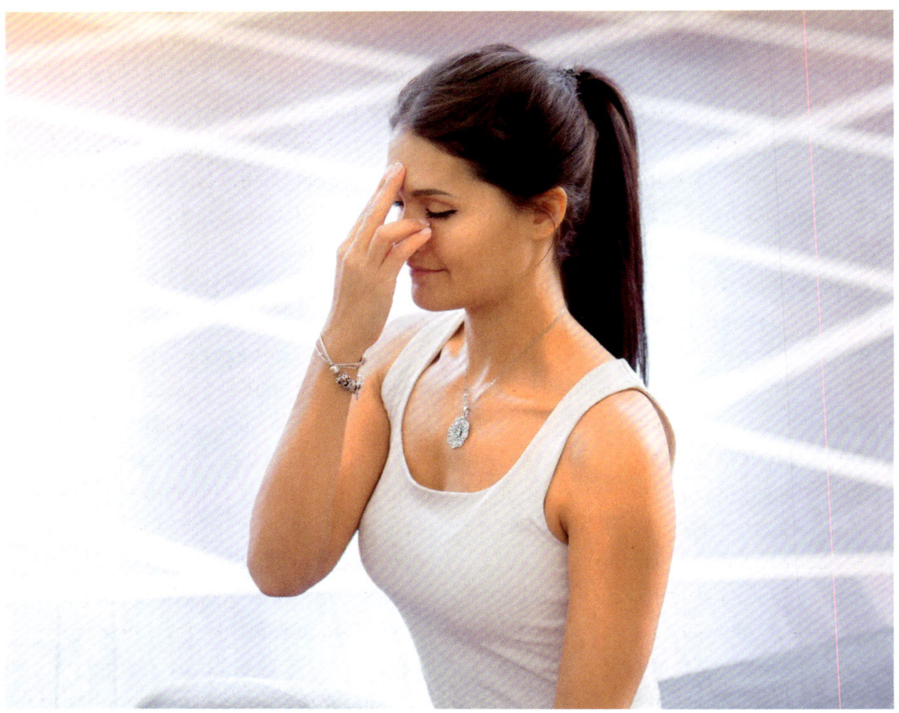

- Atmen Sie durch das rechte Nasenloch ein, wechseln Sie dann und atmen Sie durch das linke aus.
- Wiederholen Sie dies für mehrere Minuten.

Die Praxis dieser Atemübungen, insbesondere am Abend vor dem Schlafengehen, kann dazu beitragen, das Nervensystem zu entspannen, den Geist zu beruhigen und somit einen tieferen und erholsameren Schlaf zu fördern. Probieren Sie die Techniken aus und finden Sie heraus, welche für Sie am effektivsten sind.

Autogenes Training

Autogenes Training ist ein auf Autosuggestion basierendes Entspannungsverfahren. Es wurde vom Berliner Psychiater Johannes Heinrich Schultz aus der Hypnose heraus entwickelt, 1926 erstmals vorgestellt und 1932 in seinem Buch „Das autogene Training" publiziert. Das autogene Training stellt eine Form der Selbsthypnose dar, die ein Umschalten der körperlichen vegetativen Funktionen (wie z.B. Durchblutung, Puls, Atmung) in einen Ruhezustand zur Folge hat. Der entspannte Zustand wird nicht wie bei der Progressiven Muskelentspannung indirekt über einen willkürlichen Prozess, das bewusste Anspannen der Muskeln, erreicht. Vielmehr gelangt man hier direkt über gedankliche Konzentration zur Ruhe.

Ablauf des autogenen Trainings:

- Vorstellung der Übungen: Zunächst erfolgt eine Einführung in die Grundlagen des autogenen Trainings und der verschiedenen Übungen, die praktiziert werden. Hierbei wird auch erklärt, wie Autosuggestion und Selbsthypnose funktionieren.
- Konzentration auf Körperwahrnehmung: Die Teilnehmerinnen und Teilnehmer lernen, sich auf verschiedene Körperregionen zu konzentrieren und dabei bewusst zu entspannen. Durch langsame und gezielte Atemübungen wird die Entspannung vertieft.
- Wiederholung von Formeln: Während des Trainings werden bestimmte suggestive Formeln wie „Mein Körper ist schwer" oder „Mein Atem fließt ruhig und gleichmäßig" wiederholt, um das Unterbewusstsein zu beeinflussen und die Entspannung zu vertiefen.
- Visualisierung und Vorstellungskraft: Im autogenen Training werden auch Visualisierungs- und Vorstellungstechniken eingesetzt, um positive Bilder, Gedanken und Gefühle zu erzeugen, die den Entspannungsprozess unterstützen.

Autogenes Training kann in Form von Kursen, Seminaren, Büchern oder Audioaufnahmen erlernt und praktiziert werden. Es ist wichtig, regelmäßig zu üben, um die Wirksamkeit des Trainings zu erhöhen und von langfristigen Vorteilen zu profitieren.

Traumreisen

Traumreisen sind eine Form der geführten Meditation oder Entspannungstechnik, bei der man sich durch Fantasiereisen in eine beruhigende und entspannende Umgebung versetzt. Während dieser Reisen kann man sich lebhafte Bilder, Klänge und Empfindungen vorstellen, um den Geist zu beruhigen und eine tiefe Entspannung zu erreichen. Diese Technik kann auch dazu dienen, den Schlaf zu verbessern und Schlafstörungen zu lindern.

Traumreisen können dabei helfen, den Geist zu beruhigen, Störfaktoren und Grübeln zu reduzieren und den Fokus auf positive und entspannende Erfahrungen zu lenken. Dadurch kann die Schlafqualität insgesamt verbessert werden. Während einer Traumreise wird die Vorstellungskraft angeregt, um eine angenehme Umgebung zu schaffen. Diese Fähigkeit zur Visualisierung kann auch im Traumzustand weitergehen und zur Entstehung lebhafter und angenehmer Träume beitragen.

Traumreisen können eine natürliche und nichtinvasive Methode sein, um Ent-

Man muss **träumen** wollen,

um träumen zu können.

Charles Baudelaire

spannung und Ruhe vor dem Schlafengehen zu fördern. Regelmäßig praktiziert kann diese Technik dazu beitragen, den Schlaf zu verbessern und damit für eine umfassende nächtliche Erholung zu sorgen.

Entspannungskurse werden von vielen Anbietern angeboten, darunter auch Volkshochschulen. Es ist ratsam, einen qualifizierten Lehrer oder eine qualifizierte Lehrerin zu finden, die durch einen Fachverband ausgebildet und zertifiziert sind. Einige Krankenkassen übernehmen teilweise die Kosten für anerkannte Kurse oder gewähren zumindest einen Zuschuss.

Aggressionen abbauen

Häufig sind es auch wütende Gefühle, die uns nicht schlafen lassen. Angestaute Wut auf den Partner, die Partnerin, die blöde Nachbarin, den ungeliebten Arbeitskollegen oder die fiese Chefin beschäftigt uns bis in die Nacht hinein. Grund genug, sie vor dem Zubettgehen abzubauen:

- Begeben Sie sich an einen ruhigen Ort, an dem Sie nicht gestört werden.
- Setzen Sie sich entspannt auf einen Stuhl und denken Sie an das Ereignis, das zu Ihrer Wut geführt hat.
- Ballen Sie Ihre Hände zu Fäusten und ziehen Sie Ihre Zehen fest an.
- Während Sie die Fäuste ballen, denken oder sagen Sie all die Dinge, die Ihnen durch den Kopf gehen. Benutzen Sie auch ruhig beleidigende oder verletzende Worte. Niemand hört Sie, also lassen Sie Ihrer Wut freien Lauf!
- Sobald Sie Ihrem Ärger Luft gemacht haben, entspannen Sie Ihre Hände und Füße und schütteln Sie sie aus.

Schäfchen zählen

Monotone Handlungen machen müde. Im Grunde ist es egal, ob wir Schäfchen oder Wolken zählen. Wichtig ist, dass es monoton und langweilig ist, dann werden wir davon auch müde.

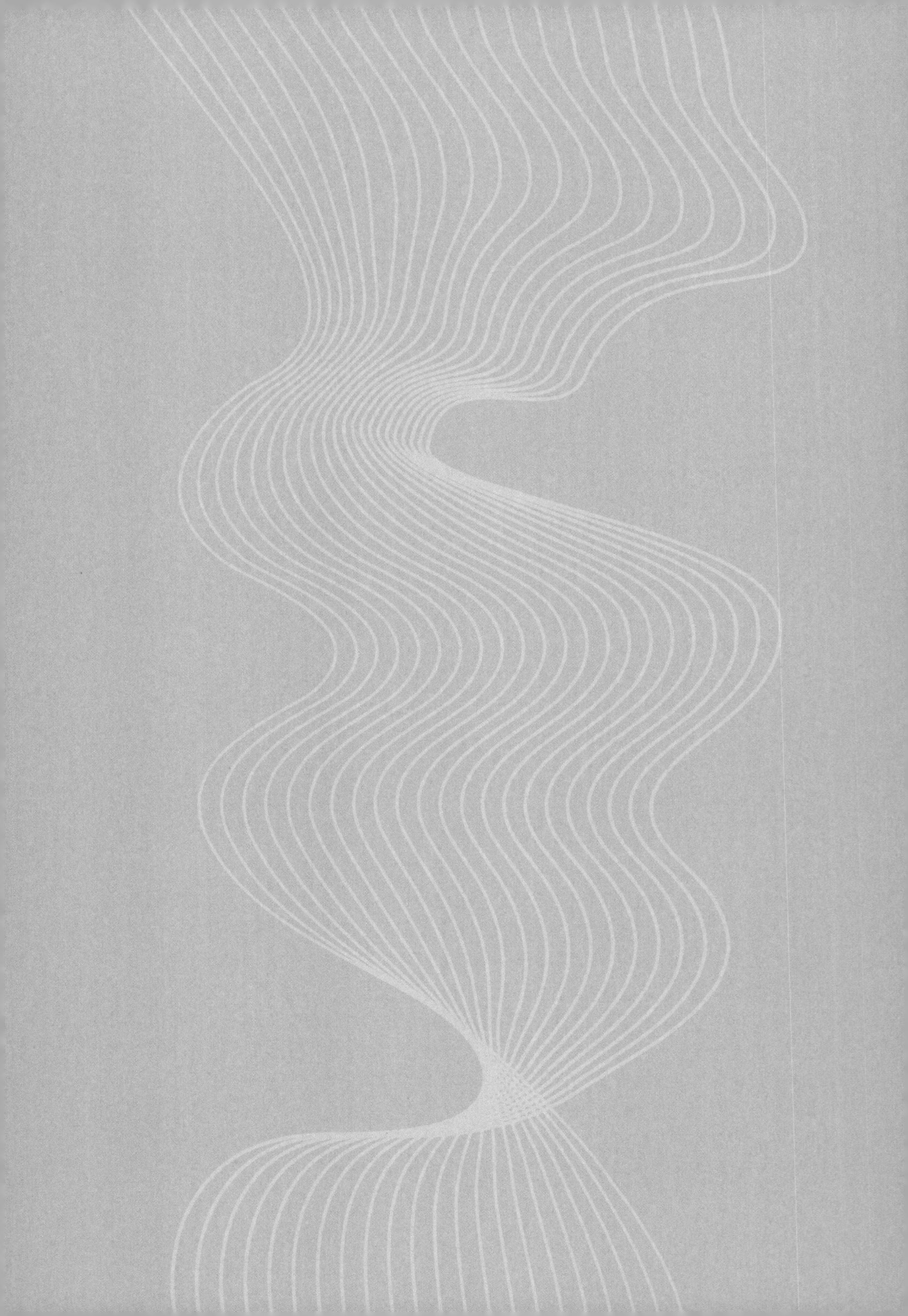

30 TIPPS FÜR ERHOLSAMEN SCHLAF

Schlafhygiene ist keine Frage der Reinlichkeit, sondern vielmehr eine Kunst, die Gesundheit und Wohlbefinden fördert. Sie umfasst alle äußeren Bedingungen, die für einen erholsamen Schlaf von Bedeutung sind. Suchen Sie sich unter den folgenden Tipps einfach diejenigen aus, die für Sie persönlich am besten passen.

SCHLAFHYGIENE – EIN BALANCEAKT ZWISCHEN NATUR UND KULTUR

Zur Schlafhygiene zählen alle Verhaltensweisen, die einen gesunden und erholsamen Schlaf fördern – und sie ist heute wichtiger denn je, da unser Alltag, der oft genug gegen unseren natürlichen Schlaf-wach-Rhythmus läuft, sehr fordernd sein kann.

Individuelle Empfehlungen für einen gesunden Schlaf

Ich möchte hier keine starren Regeln vorgeben, sondern individuelle Empfehlungen, vor allem für diejenigen, die mit Schlafstörungen zu kämpfen haben. Für die Menschen, die problemlos schlafen wie ein Bär in seiner Höhle, mag dies alles überflüssig erscheinen. Doch für diejenigen, die unter Schlafproblemen leiden, können diese Tipps eine erhebliche Hilfe sein, um bewusst Veränderungen herbeizuführen und damit einen besseren Schlaf zu erlangen. Jeder kann dabei seinen eigenen Weg finden, der ihm guttut und ihn zu einem erholsamen Schlaf führt.

Und wenn die Schlafstörung überwunden ist, mag es sein, dass einige dieser Hilfestellungen nicht mehr benötigt werden – oder aber sie werden beibehalten, weil sie einfach guttun.

Tipp 1:

Beobachten Sie Ihr Schlafbedürfnis

Fühlen Sie sich wach, leistungsfähig und emotional ausgeglichen, ist dies ein Zeichen dafür, dass Sie ausreichend Schlaf bekommen haben. Folgende Faktoren bestimmen Ihr Schlafbedürfnis:

1. Ihr Alter: Im Laufe des Lebens kann sich das Schlafbedürfnis verändern.
2. Ihre genetische Veranlagung: Diese kann Ihre Schlafqualität und die benötigte Schlafdauer beeinflussen. Einige Menschen benötigen von Natur aus mehr Schlaf als andere.
3. Lebensstilbedingte Faktoren: Körperliche Aktivität, Ernährung, Konsum von Alkohol, Koffein und Nikotin beeinflussen, wie gut Sie schlafen und wie viel Schlaf Sie benötigen.

4. Hohe Stresslevel oder emotionale Probleme: Diese können sowohl die benötigte Schlafdauer erhöhen als auch die Schlafqualität beeinträchtigen.
5. Zirkadianer Rhythmus und innere biologische Uhr: Auch diese sehr individuellen Faktoren spielen eine große Rolle hinsichtlich Ihres Schlafbedürfnisses.

Ein bewusstes Beobachten und Analysieren Ihres eigenen Schlafverhaltens kann Ihnen dabei helfen, Ihr ideales Schlafmuster zu identifizieren und entsprechende Anpassungen vorzunehmen.

Tipp 2:

Runterkommen: Erholung und Entspannung nach Feierabend

Nach einem stressigen Arbeitstag ist es wichtig, bewusst abzuschalten und sich zu entspannen. Der Übergang vom Arbeits- zum Ruhezustand kann entscheidend sein für die Qualität unseres Schlafs. Indem wir uns bewusst Zeit nehmen, um herunterzufahren und uns zu entspannen, können wir unseren Körper und Geist auf den bevorstehenden Schlaf vorbereiten.

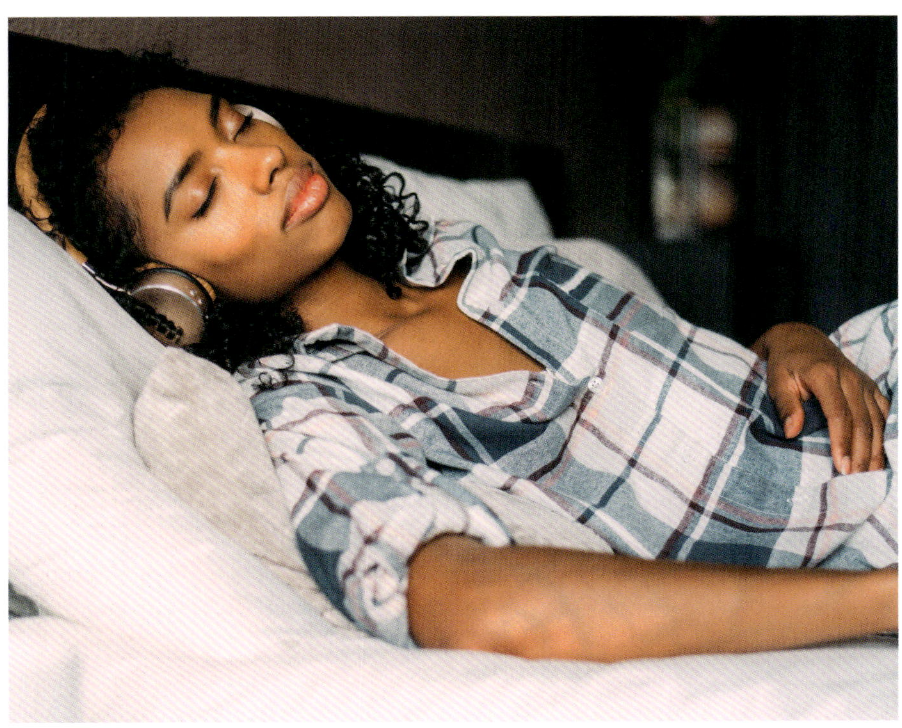

Tipp 3:

Die richtige Ernährung

Für einen gesunden Schlaf ist es wichtig, auf eine ausgewogene Ernährung zu achten, die das Einschlafen erleichtert und die Schlafqualität verbessert (siehe S. 70 ff.). Hier sind einige Ernährungstipps und Informationen zu Lebensmitteln, die müde machen und somit das Einschlafen begünstigen können:

1. Lebensmittel mit Tryptophan: Diese Aminosäure ist ein Vorläufer des Schlafhormons Melatonin.

2. Kohlenhydrate: Eine moderate Aufnahme von Kohlenhydraten am Abend kann dazu beitragen, dass Tryptophan besser ins Gehirn gelangt. Vollkornprodukte, Reis, Pasta oder Kartoffeln sind Beispiele für komplexe Kohlenhydrate.

3. Magnesiumreiche Lebensmittel: Magnesium kann entspannend wirken und ist an der Regulation des Schlafs beteiligt.

4. Vermeiden Sie Koffein und Teein vor dem Schlafen: Da Koffein und Teein stimulierend wirken, sollten koffeinhaltige Getränke wie Kaffee, Schwarztee oder bestimmte Erfrischungsgetränke, insbesondere am späteren Nachmittag und Abend, vermieden werden.

5. Reduzieren Sie Alkohol: Alkohol kann zwar zunächst schläfrig machen, stört aber die Schlafarchitektur und führt zu weniger erholsamem Schlaf.

6. Schwere Mahlzeiten vermeiden: Schwere, fettige und stark gewürzte Mahlzeiten sollten am Abend vermieden werden, da sie den Magen belasten und die Schlafqualität beeinträchtigen können.

7. Trinken Sie nicht zu viel Flüssigkeit vor dem Schlafengehen: Das kann nächtliche Toilettengänge bedingen, die den Schlaf stören.

8. Snacks für den Abend wählen: Wenn Sie vor dem Schlafengehen Hunger haben, wählen Sie Snacks, die eine Kombination aus komplexen Kohlenhydraten und Protein aufweisen, wie zum Beispiel einen Vollkorncracker mit Hüttenkäse.

9. Entspannende Tees trinken: Bestimmte Kräutertees wie Kamille, Baldrian oder Lavendel können beruhigend wirken und das Einschlafen fördern.

Bei **genügsamer Kost** wird die Nachtruhe nicht verkürzt.

Demokrit

Tipp 4:

Schaffen Sie Routinen

Regelmäßigkeit als Schlüssel zum guten Schlaf
Schlafexpertinnen und -experten sind sich einig: Regelmäßigkeiten am Tag und Abend sind entscheidend für einen gesunden Schlaf. Durch das Einhalten fester Zeiten für Schlaf, Arbeit, Pausen, Bewegungen, Sport, Essen und Trinken wird der Biorhythmus gestärkt, was sich positiv auf die Qualität des Schlafs auswirken kann.

Die Bedeutung von festen Abläufen
Feste Routinen signalisieren dem Körper, wann es Zeit ist, zur Ruhe zu kommen und wann Aktivität gefragt ist. Indem wir unseren Tag strukturieren und regelmäßige Gewohnheiten entwickeln, helfen wir unserem Körper, sich auf den Schlaf vorzubereiten und eine optimale Schlafqualität zu erreichen.

Die Rolle des Biorhythmus
Der Biorhythmus, der von festen Abläufen geprägt ist, synchronisiert den Körper mit den natürlichen Rhythmen von Tag und Nacht. Indem wir unseren Tagesablauf bewusst gestalten und regelmäßige Schlafenszeiten einhalten, unterstützen wir unseren Biorhythmus und fördern so einen gesunden und erholsamen Schlaf.

Tipp 5:

Technische Störenfriede abschalten

- Blaulichtfilter verwenden: Aktivieren Sie auf Ihren digitalen Geräten wie Smartphones, Tablets und Computern den Blaulichtfilter oder installieren Sie Apps, die den Blaulichtanteil am Abend reduzieren, um die Melatoninproduktion und Ihren Schlaf-wach-Rhythmus nicht zu stören.
- Elektronik außerhalb des Schlafzimmers halten: Richten Sie eine Ladestation außerhalb Ihres Schlafzimmers ein, um der Versuchung zu widerstehen, vor dem Einschlafen auf Bildschirme zu schauen, und auch um elektromagnetische Störungen zu vermeiden.
- Nutzungszeiten festlegen: Setzen Sie feste Zeiten fest, zu denen Sie aufhören, digitale Geräte zu benutzen – idealerweise eine Stunde vor dem Schlafengehen –, um Ihrem Gehirn die Möglichkeit zu geben, sich herunterzufahren.
- Störmodus/Nicht-Stören-Modus nutzen: Aktivieren Sie auf Ihren Geräten die „Nicht-Stören"-Funktion oder stellen Sie diese so ein, dass Anrufe und Nachrichten während Ihrer Schlafenszeit stummgeschaltet werden, um Unterbrechungen zu vermeiden.
- Digitale Wecker vermeiden: Tauschen Sie Ihren Smartphonewecker gegen

einen traditionellen Wecker aus, um die Nutzung vom Mobiltelefon unmittelbar vor dem Schlafengehen und das E-Mails-Checken oder das Social-Media-Surfen direkt nach dem Aufwachen zu vermeiden.

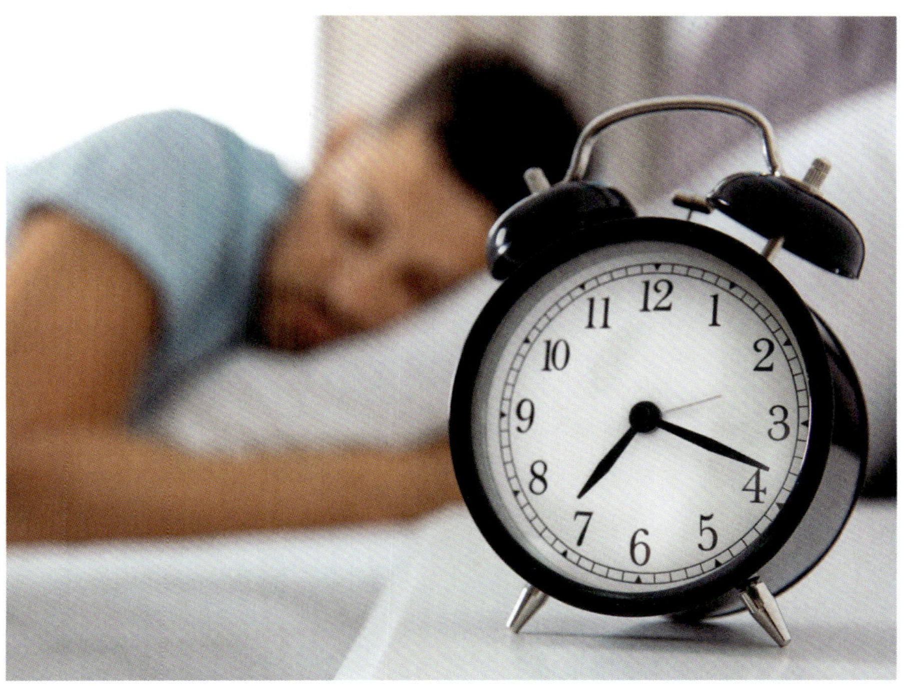

Tipp 6:

Schlafen Sie, so lange es geht

Qualität vor Quantität
Entgegen der landläufigen Meinung, dass wir durch das Wecken in einer Leichtschlafphase leichter aufstehen können, empfehlen Schlafexpertinnen und -experten, die uns zur Verfügung stehende Zeit voll auszunutzen. Da die meisten Menschen ohnehin zu wenig schlafen, ist es wichtig, die Schlafenszeit bestmöglich zu nutzen. Tiefschlafphasen treten morgens selten und kurz auf, weshalb es unwahrscheinlich ist, genau den richtigen Zeitpunkt des Weckens zu treffen.

Schlafqualität verbessern
Statt uns strikt an festgelegte Weckzeiten zu halten, sollten wir unserem Körper die Möglichkeit geben, ausreichend zu schlafen und sich in verschiedenen Schlafphasen zu erholen.
Indem wir eine ausreichende Schlafdauer ermöglichen und unsere Weckzeiten entsprechend anpassen, können wir die Qualität unseres Schlafes verbessern und uns tagsüber energiegeladener und leistungsfähiger fühlen.

Tipp 7:

Ein Nickerchen zwischendurch

Für wen eignet sich ein „Nap"?
Personen, die unter Schlafproblemen leiden oder tagsüber ständig müde sind, sollten einen Mittagsschlaf vermeiden, um ausreichend Müdigkeit für die Nacht zu „sparen". Für alle anderen ist ein kurzes Nickerchen jedoch eine wohltuende Möglichkeit, die Leistungsfähigkeit zu steigern. Studien haben gezeigt, dass ein Power-Nap die Leistungsfähigkeit um bis zu 40 Prozent verbessern kann.

Nap-Cafés und Rückzugsmöglichkeiten
In einigen Unternehmen werden bereits Rückzugsräume angeboten, die Mitarbeitern die Möglichkeit bieten, sich für ein kurzes Nickerchen zurückzuziehen und neue Energie zu tanken. Besonders in Großstädten wie Tokio sind sog. Nap-Cafés beliebt, in denen Menschen die Möglichkeit haben, sich für kurze Zeit zu entspannen und zu schlafen. Diese Angebote zeigen, dass ein Mittagsschlaf nicht nur als Luxus, sondern als effektives Mittel zur Steigerung der Leistungsfähigkeit angesehen wird.

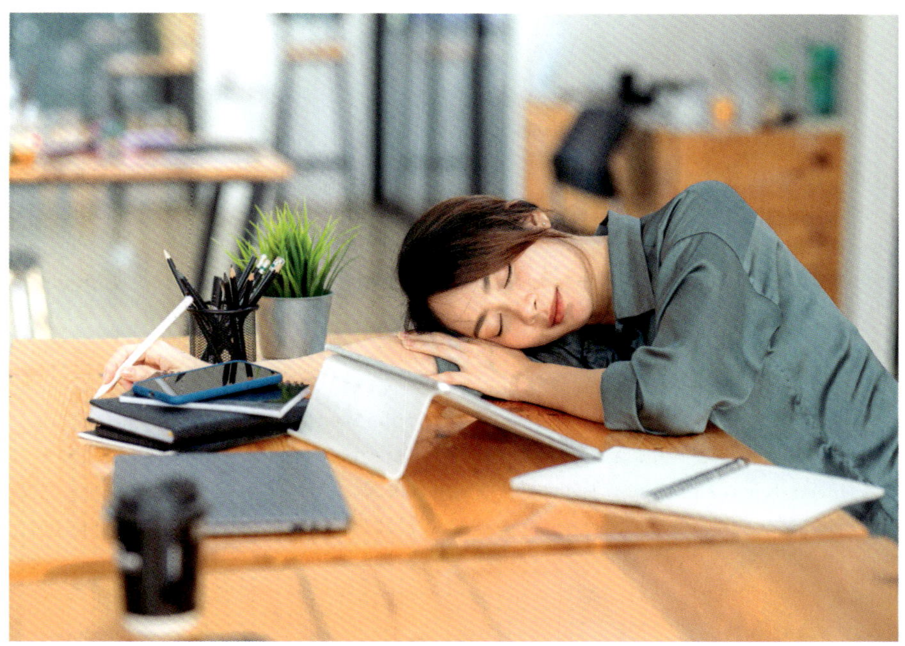

Die Kunst des Power-Nappings

Ein Power-Nap sollte idealerweise zwischen 10 und 30 Minuten dauern, um die Vorteile zu maximieren, ohne in eine tiefe Schlafphase zu gelangen, die zu Schlafstörungen führen kann.

Japanische Schlafforscher fanden heraus, dass bei Power-Naps, die kürzer als 30 Minuten dauern, das Risiko für Herz-Kreislauf-Probleme bei den Schläfern sinkt. Ebenso ist das bei Personen der Fall, die nur ein- oder zweimal pro Woche ein Nickerchen machen. Für häufigere Power-Naps wurde dieser Zusammenhang nicht gefunden.

Power-Napping können Sie üben, denn es ist klar: Bei einem stressigen Job ist der Power-Nap besonders wichtig, aber nicht immer leicht umzusetzen.

Falls Ihnen das Einschlafen beim Power-Napping schwerfallen sollte, können Ihnen regelmäßige Entspannungsübungen dabei helfen, schnell zur Ruhe zu kommen, beispielsweise Yoga, autogenes Training oder Progressive Muskelentspannung (siehe Seite 94 ff.). Steigen Sie mit einer Entspannungstechnik ein, um zu lernen, den Kopf schnell freizubekommen, und ergänzen dann Ihre Schlafroutine mit einem Power-Nap.

Tipp 8:

Schlafen im Dunkeln

Die Rolle von Dunkelheit für einen gesunden Schlaf
Dunkelheit spielt eine entscheidende Rolle für einen erholsamen Schlaf. Lichtsignale beeinflussen unseren natürlichen Schlaf-wach-Rhythmus und können den Melatoninspiegel, das Schlafhormon, beeinträchtigen. Indem wir unser Schlafzimmer abdunkeln und Lichtquellen wie Smartphones und Bildschirme vermeiden, unterstützen wir die Produktion von Melatonin und fördern damit einen tieferen und qualitativ besseren Schlaf.

Tipps für eine optimale Schlafumgebung
Um im Dunkeln zu schlafen, sollten wir Vorhänge oder Jalousien verwenden, um das Eindringen von Licht von außen zu verhindern. Zudem ist es ratsam, elektronische Geräte im Schlafzimmer auszuschalten und die Umgebung möglichst ruhig zu gestalten. Durch die Schaffung einer dunklen und ruhigen Schlafumgebung können wir die Qualität unseres Schlafs verbessern und uns morgens erfrischt und ausgeruht fühlen.

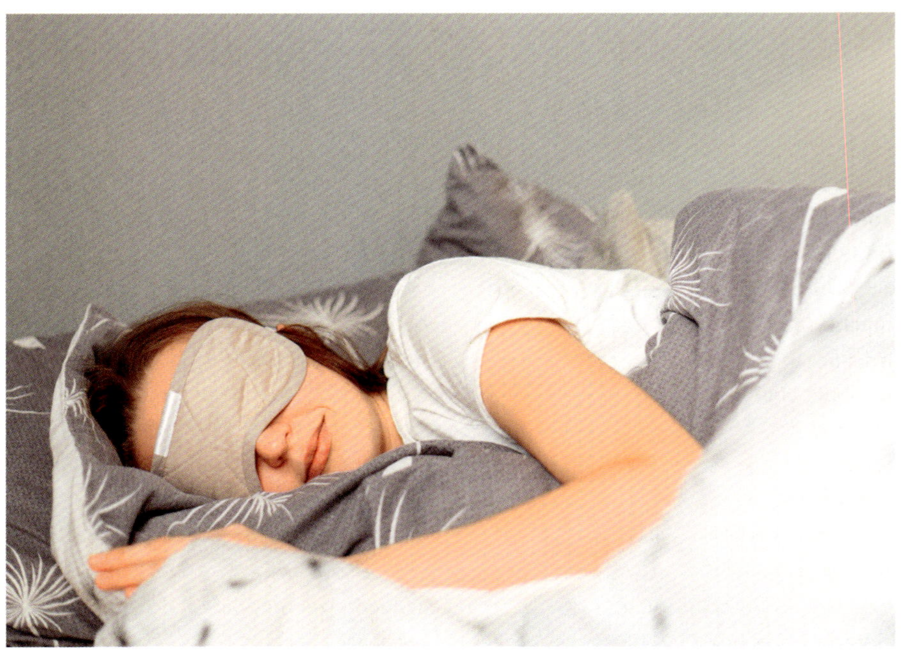

Tipp 9:

Die richtige Temperatur im Schlafzimmer

Die Deutsche Gesellschaft für Schlafforschung und Schlafmedizin gibt klare Empfehlungen für die richtige Temperatur im Schlafzimmer. Die ideale Schlaftemperatur liegt zwischen 16 und 20 Grad Celsius. Stellen Sie sicher, dass Ihr Schlafzimmer gut belüftet ist und die Raumtemperatur entsprechend eingestellt ist. Vermeiden Sie es, zu warm oder zu kalt zu schlafen, da dies Ihren Schlaf stören kann.

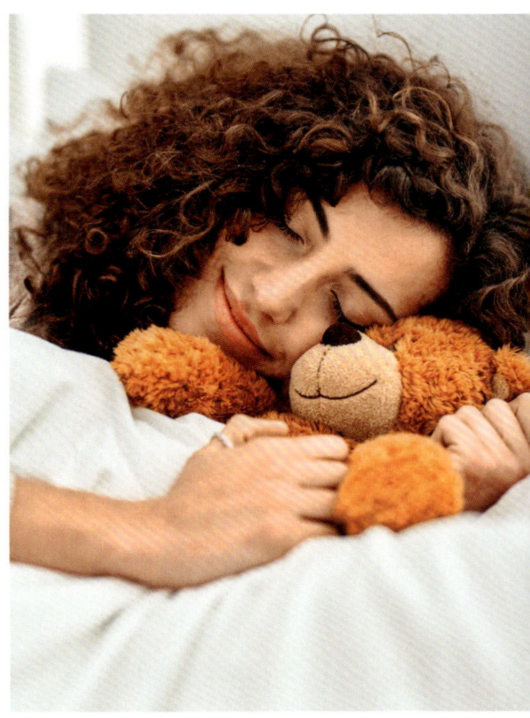

Tipp 10:

Gelassen bleiben

Wer kennt das nicht? Man wälzt sich stundenlang von rechts nach links, ist eigentlich todmüde, will nur noch schlafen – aber der Schlaf will einfach nicht kommen! Der Gedanke an die Arbeit und die vielen Aufgaben am nächsten Tag, für die man unbedingt fit sein will, macht das Ganze nicht besser. Schon ist man in einer Spirale des Genervt-Seins drin, die einen erst recht nicht schlafen lässt. Was hilft? Gelassen bleiben! Ja, Sie werden am nächsten Tag vielleicht etwas müder sein als sonst, aber Sie werden trotzdem alles schaffen, was auf der To-do-Liste steht. Und wenn nicht, dann ist übermorgen auch noch ein Tag! Gerade wenn Ihre Einschlafschwierigkeiten nur phasenweise auftreten, kann Gelassenheit schon helfen, den Druck rauszunehmen. „Der Körper holt sich seinen Schlaf" – diesen Satz haben Sie bestimmt schon mal gehört. Insofern: Vertrauen Sie darauf, dass der Schlaf zurückkommt. Und bis es so weit ist, hilft es womöglich zu wissen, dass auch eine Ruhephase ohne Schlaf schon erholsam für den Körper sein kann. Also: Augen zu, tief ein- und ausatmen, die Muskeln entspannen – und wer weiß, vielleicht schlummern Sie schon bald ganz tief und fest!

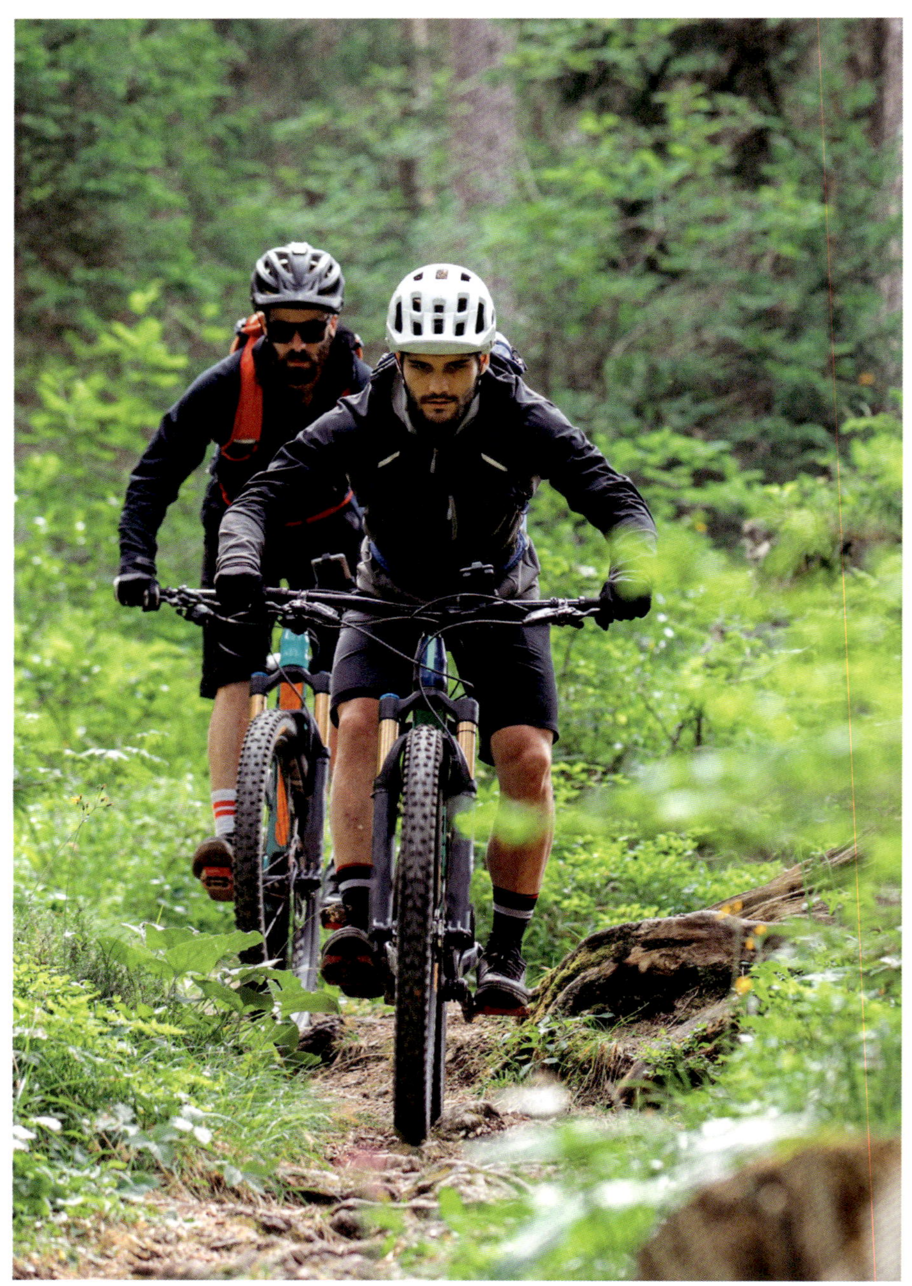

Tipp 11:

Bewegung macht müde

Regelmäßige körperliche Aktivität kann die Schlafqualität signifikant verbessern. Allerdings gibt es einige bewährte Tipps, wie Sie Sport und Bewegung optimal für einen besseren Schlaf nutzen können:

1. **Regelmäßigkeit:** Bauen Sie regelmäßig Bewegung in Ihren Tagesablauf ein. Regelmäßigkeit fördert die Synchronisation Ihres Körpers mit dem natürlichen Tag-Nacht-Rhythmus.
2. **Timing:** Vermeiden Sie intensive körperliche Anstrengung direkt vor dem Schlafengehen, da dies den Körper aufweckt und Einschlafprozesse hemmen kann. Empfehlenswert ist es, intensive Workouts mindestens 1 bis 3 Stunden vor dem Schlafengehen zu beenden.
3. **Art der Aktivität:** Entspannende, sanfte Aktivitäten wie Yoga, Tai-Chi oder Dehnübungen am Abend können zur Entspannung des Körpers und Geistes beitragen und den Übergang in den Schlaf erleichtern.
4. **Aerobes Training:** Regelmäßiges aerobes Training wie Schwimmen, Radfahren, Joggen oder schnelles Spazierengehen kann die Schlafdauer und -qualität verbessern. Versuchen Sie, diese Aktivitäten in die Morgen- oder frühen Nachmittagsstunden zu integrieren.
5. **Stressabbau:** Übungen wie Meditation oder tiefes Atmen am Abend können helfen, den Geist zu beruhigen und den Stress des Tages abzubauen, wodurch das Einschlafen erleichtert wird.
6. **Regelmäßigkeit vs. Intensität:** Regelmäßige Bewegung ist wichtiger als die Intensität des Workouts. Auch wenn Sie keinen intensiven Sport treiben können oder wollen, ist ein täglicher Spaziergang förderlich für Ihren Schlaf.
7. **Natur erleben:** Bewegung im Freien, am besten bei Tageslicht, unterstützt Ihren zirkadianen Rhythmus.
8. **Achtsamkeit und Entspannung:** Integrieren Sie Achtsamkeitstechniken in Ihre Trainingsroutine. Aktivitäten, die Achtsamkeit fördern – wie Pilates oder Yoga –, können vor allem abends beim Herunterkommen helfen.

Grundsätzlich ist fast jede Form von Sport erlaubt, solange Sie Ihren persönlichen Vorlieben und Ihrem Fitnesslevel entspricht und nicht zu nah an der Schlafenszeit liegt. Wenn Sie hart trainieren, geben Sie Ihrem Körper genug Zeit, die erhöhte Herzfrequenz und die ausgeschütteten Adrenalinmengen vor der Bettruhe herunterzufahren. Jeder Mensch reagiert unterschiedlich auf körperliche Belastung, also achten Sie auf Ihren Körper, wie er auf Sport zu verschiedenen Tageszeiten reagiert, und passen Sie Ihren Zeitplan entsprechend an.

Tipp 12:

Kein Grübeln

Das Gedankenkarussell dreht sich immer weiter, denn nachts sind wir nicht abgelenkt, und es kommen Themen hoch, die wir tagsüber verdrängt haben. Wir können in eine Art Mini-Depression verfallen, was oft auf den Schlafbotenstoff Melatonin zurückzuführen ist, der düstere Gedanken verstärkt. Gleichzeitig nimmt das Glückshormon Serotonin ab, wodurch Probleme schwerwiegender erscheinen können, als sie eigentlich sind. Das nächtliche Grübeln führt dann zu einer Verschlechterung der Stimmung und des emotionalen Wohlbefindens, was sich wiederum negativ auf den Schlaf auswirkt. Entkoppeln Sie in einer solchen Situation Bett und Grübeln voneinander, indem Sie das Schlafzimmer verlassen und beispielsweise auf der Couch ein Buch lesen.

Tipp 13:

Das Notizbuch für guten Schlaf

Bewältigen Sie Probleme aktiv und konstruktiv: Um nächtliches Grübeln zu stoppen, ist es hilfreich, Probleme aktiv anzugehen und aus dem Kopf zu bekommen. Vermeiden Sie es, sich vor dem Zubettgehen mit belastenden Themen zu beschäftigen, und wählen Sie stattdessen beruhigende Aktivitäten wie Lesen oder Meditieren. Durch die Förderung eines ruhigen Geistes können Sie nächtliches Grübeln reduzieren.
Schreiben Sie Probleme oder Gedanken in ein Notizbuch, um sie aus dem Gedächtnis zu lösen und einen klaren Kopf zu bewahren. Indem Sie Ihre Gedanken aufschreiben, können Sie sie besser sortieren und gegebenenfalls Lösungsansätze entwickeln. Am Morgen sehen Sie die Dinge oft aus einem anderen, positiveren Blickwinkel.

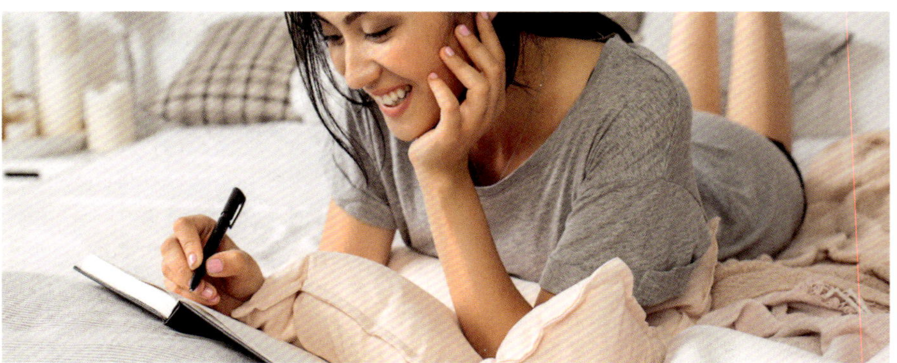

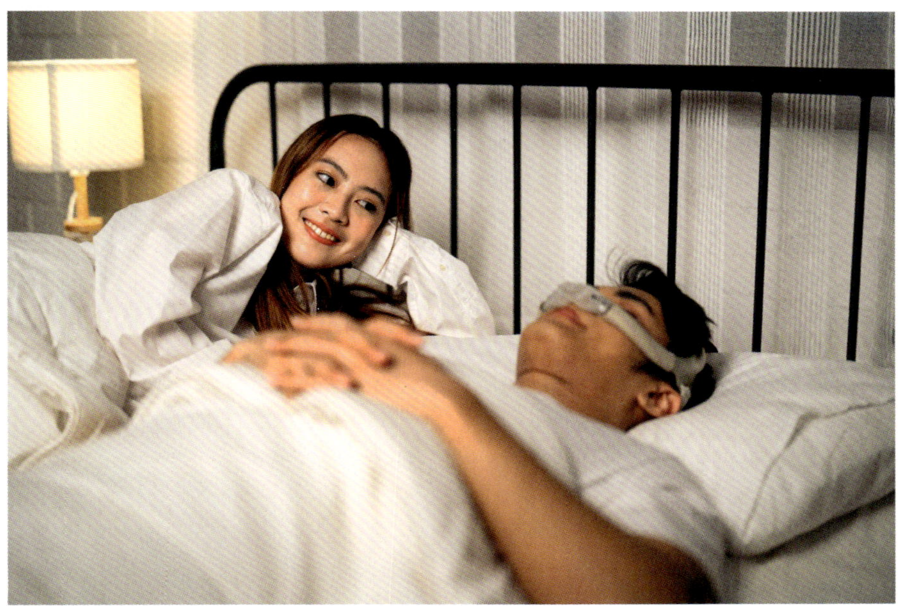

Tipp 14:

Getrennt schlafen

Lieber auf dem Sofa als gar nicht schlafen: In manchen Fällen kann es sinnvoll sein, getrennte Schlafplätze in Betracht zu ziehen, insbesondere wenn das Schnarchen des Partners, der Partnerin zu schwerwiegenden Schlafstörungen führt. Wenn jeder in einem separaten Raum schläft, kann die Schlafqualität für beide verbessert werden. Dies ermöglicht es dem nichtschnarchenden Partner, eine erholsame Nacht ohne störende Geräusche zu genießen und so seine Schlafhygiene zu verbessern.

Tipp 15:

Finden Sie eine Lösung für das Schnarchen

Es ist wichtig, das Schnarchen ernst zu nehmen und nach Lösungen zu suchen, um die Schlafqualität zu verbessern. Dies kann die Konsultation einer Ärztin, eines Arztes oder eines Schlafspezialisten beinhalten, um die zugrunde liegende Ursache des Schnarchens zu identifizieren und geeignete Behandlungsmöglichkeiten zu finden. Durch die gemeinsame Suche nach Lösungen können Paare eine bessere Schlafqualität erreichen und ihre Beziehung stärken.

Tipp 16:

Den Schlaf einladen

Oft sind wir so sehr mit unserem Alltag beschäftigt, dass wir all die noch zu bewältigenden Aufgaben, Pläne für morgen, anstehenden Termine und abzuarbeitenden To-do-Listen gedanklich mit ins Bett nehmen. Der Kopf rattert einfach weiter im Arbeitsmodus und schafft es nicht, den Schalter auf „Pause" umzustellen. Da kann es helfen, einmal ganz klar und deutlich (innerlich) zu sich selbst zu sagen: „So, Schluss für heute!" – oder einen ähnlichen Satz. Damit geben Sie Ihrem Körper das Signal – oder vielmehr ein Kommando, wenn Sie so wollen –, dass es jetzt Zeit wird, aus dem Hamsterrad auszusteigen. Das ist der erste wichtige Schritt. Und dann folgt der zweite: Damit sich die Gedanken nicht gleich wieder selbstständig machen und zurück in den Fight-and-Flight-Modus wechseln, beschäftigen Sie Ihren Kopf mit etwas Schönem! Denken Sie an den nächsten Urlaub und wie Sie den Strandspaziergang dort genießen werden. Denken Sie an etwas, das Sie heute besonders glücklich gemacht hat oder wofür Sie dankbar sind. Denken Sie an den leckeren Kuchen, den Sie am Wochenende mit Ihren Liebsten essen werden. Egal was, Hauptsache, es zaubert Ihnen ein Lächeln aufs Gesicht. Und Sie werden sehen: Der Schlaf ist schon auf dem Weg zu Ihnen ...

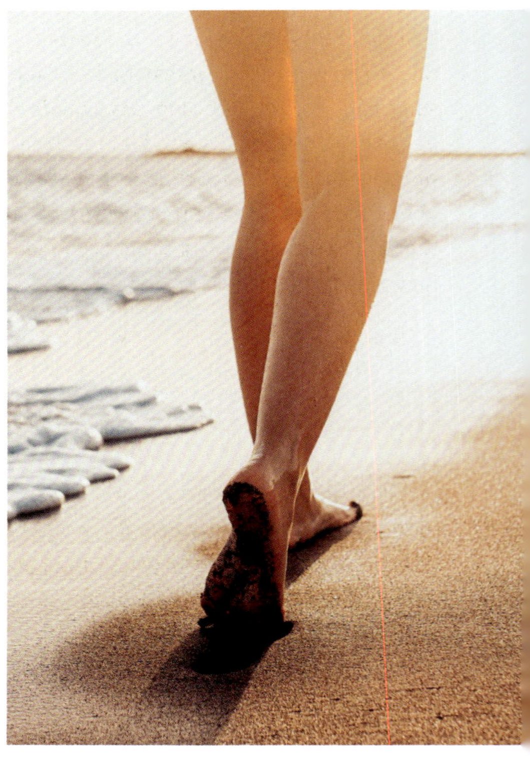

Tipp 17:

Entdecken Sie die Kraft der Natur

Natürliche Schlafhelfer können eine wirksame Alternative zu synthetischen Schlafmitteln sein und dazu beitragen, einen ruhigen und erholsamen Schlaf zu fördern. Dazu gehören verschiedene Kräuter, Tees und ätherische Öle, die beruhigende Eigenschaften besitzen und den Körper auf natürliche Weise entspannen können. Kamille, Lavendel,

Baldrian und Passionsblume sind nur einige Beispiele für natürliche Mittel, die seit Langem zur Förderung des Schlafs verwendet werden. Durch die Integration dieser natürlichen Schlafhelfer in Ihre abendliche Routine können Sie Ihren Körper und Geist sanft auf die Nachtruhe vorbereiten.

Tipp 18:

Entspannungstechniken für Körper und Geist

Die Progressive Muskelentspannung nach Jacobson und Yoga (siehe Seite 94 ff.) sind zwei bewährte Methoden, um Stress abzubauen, die Muskeln zu entspannen und einen ruhigen Schlaf zu fördern. Bei der Progressiven Muskelentspannung werden verschiedene Muskelgruppen bewusst angespannt und anschließend locker gelassen, was dazu führt, dass sich der ganze Körper entspannt. Diese Technik hilft, körperliche Anspannung und Stress abzubauen, was wiederum den Geist beruhigt und das Einschlafen erleichtert. Yoga kombiniert körperliche Übungen mit Atemtechniken und Meditation, um Körper und Geist in Einklang zu bringen und innere Ruhe zu finden. Durch regelmäßiges Praktizieren von Yoga können Stresshormone reduziert, die Durchblutung verbessert und das Nervensystem beruhigt werden, was sich positiv auf die Schlafqualität auswirkt.

Tipp 19:

Die richtige Schlafposition für einen erholsamen Schlaf

Die Bedeutung der Schlafposition
Die Wahl der richtigen Schlafposition kann einen erheblichen Einfluss auf die Qualität Ihres Schlafs haben. Die optimale Schlafposition variiert je nach den individuellen Bedürfnissen und körperlichen Gegebenheiten. Eine falsche Schlafposition kann zu Verspannungen,

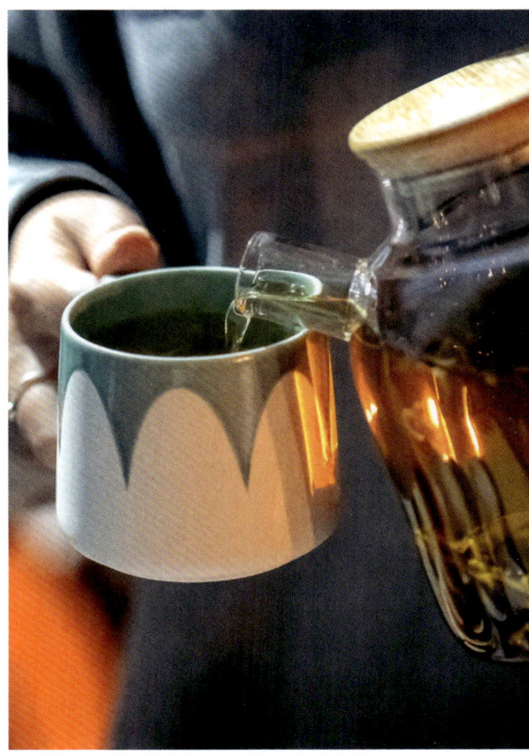

Rückenschmerzen und unruhigem Schlaf führen, während eine ergonomische Position den Körper entspannt und eine erholsame Nachtruhe fördert. Es gibt verschiedene Schlafpositionen, darunter Rückenlage, Seitenlage und Bauchlage, und jeder Mensch hat seine bevorzugte Position. Es ist wichtig, die Schlafposition zu finden, die für Sie am bequemsten ist und Ihnen eine gute Schlafqualität ermöglicht.

Tipps zur richtigen Schlafposition

1. Rückenlage: Das Schlafen auf dem Rücken gilt als die gesündeste Schlafposition, da sie die Wirbelsäule in einer neutralen Position hält. Legen Sie ein flaches Kissen unter den Kopf und ein weiteres flaches Kissen unter die Knie, um die natürliche Krümmung der Wirbelsäule zu unterstützen.
2. Seitenlage: Das Schlafen auf der Seite ist ebenfalls eine gute Option, insbesondere für Menschen, die unter Schnarchen oder Schlafapnoe leiden. Achten Sie darauf, dass Ihr Kopf und Nacken in einer geraden Linie liegen und Sie ein Kissen verwenden, das den Raum zwischen Kopf und Schulter ausfüllt, um die Wirbelsäule in einer neutralen Position zu halten. Legen Sie ein Kissen, zum Beispiel ein Seitenschläferkissen, zwischen die Knie, um die Hüfte auszurichten.
3. Vermeiden Sie Bauchlage: Das Schlafen auf dem Bauch kann zu Nacken- und Rückenschmerzen führen, da der Kopf übermäßig gedreht wird und die Wirbelsäule verkrümmt wird. Versuchen Sie, diese Position zu vermeiden, oder verwenden Sie ein flaches Kissen, um Ihren Nacken zu stützen.

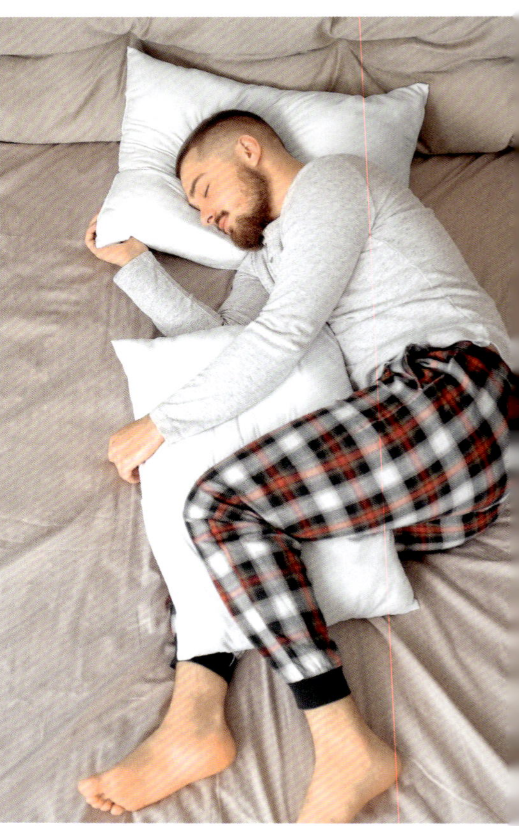

Tipp 20:

Geräusche und Schlaf – Tipps zur Lärmminderung im Schlafzimmer

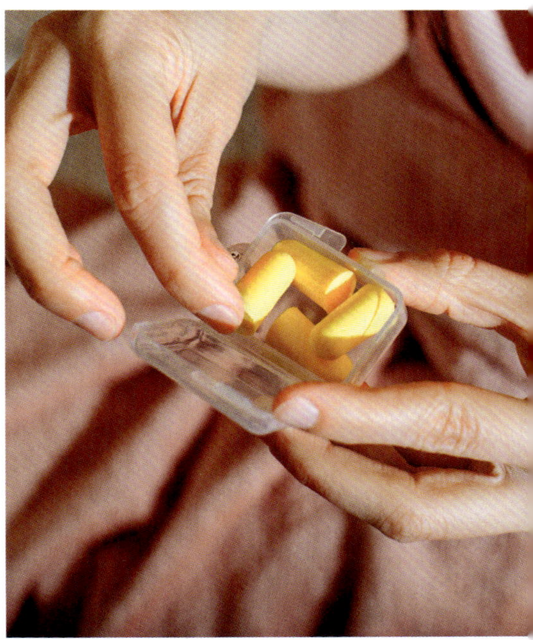

Die Auswirkungen von Lärm auf den Schlaf

Lärm im Schlafzimmer kann die Schlafqualität erheblich beeinträchtigen und zu Schlafstörungen führen. Störende Geräusche von draußen, wie Verkehrslärm, laute Nachbarn oder Baustellenlärm, können dazu führen, dass Sie Schwierigkeiten haben einzuschlafen oder sich während des Schlafs gestört fühlen. Auch innere Geräusche im Haus wie laufende Maschinen oder laute Gespräche können den Schlaf stören und zu unruhigen Nächten führen. Eine ruhige Schlafumgebung ist jedoch entscheidend für eine erholsame Nachtruhe und eine gute Gesundheit.

Tipps zur Lärmminderung im Schlafzimmer

Um störende Geräusche im Schlafzimmer zu reduzieren, gibt es verschiedene Maßnahmen, die Sie ergreifen können. Dazu gehört die Installation von Schallschutzfenstern oder das Anbringen von Vorhängen oder Jalousien, um den Lärm von draußen zu dämpfen. Zudem können Teppiche oder Teppichböden im Schlafzimmer den Trittschall reduzieren und den Raum schalldichter machen. Darüber hinaus können Ohrstöpsel oder ein weißes Rauschen wie das Summen eines Ventilators dabei helfen, störende Geräusche zu überdecken und einen ruhigen Schlaf zu fördern. Indem Sie die Lärmbelastung in Ihrem Schlafzimmer reduzieren, können Sie eine ruhige und entspannte Schlafumgebung schaffen, die zu einer sehr viel besseren Schlafqualität führt.

Tipp 21:

Duft und Schlaf – wie bestimmte Düfte den Schlaf verbessern können

Die Wirkung von Düften auf den Schlaf

Düfte können eine entspannende und beruhigende Wirkung auf unseren Geist und Körper haben und somit den Schlaf positiv beeinflussen. Bestimmte ätherische Öle wie Lavendel, Kamille und Jasmin werden seit Langem für ihre schlaffördernden Eigenschaften geschätzt. Sie können Stress reduzieren, die Entspannung fördern und den Geist beruhigen, was zu einem tieferen und erholsameren Schlaf führt. Der Duft von Lavendel beispielsweise wurde in Studien mit einer verbesserten Schlafqualität in Verbindung gebracht und kann helfen, Schlaflosigkeit und Einschlafprobleme zu reduzieren.

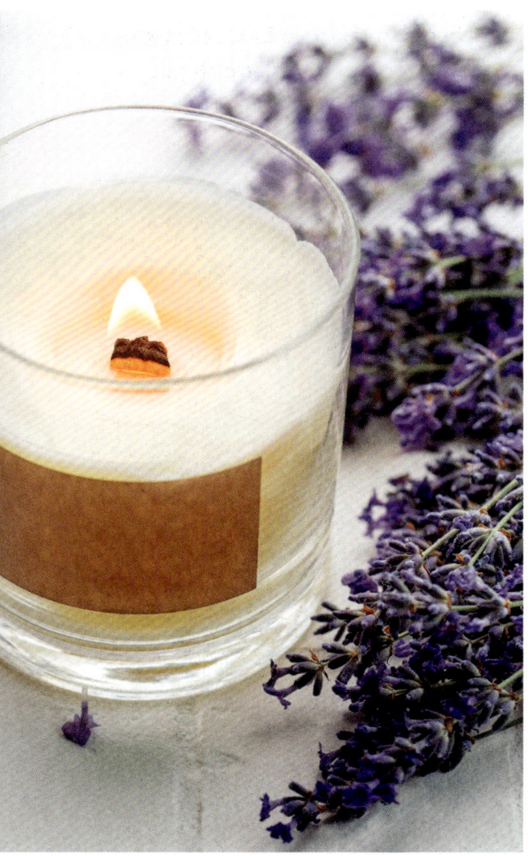

Tipps zur Anwendung von Düften für einen besseren Schlaf

Kaufen Sie bevorzugt zertifizierte Bio-Öle und lagern Sie diese kühl, trocken und dunkel, um ihre Haltbarkeit zu erhöhen. Ätherische Öle werden im Handel sehr konzentriert angeboten und sind daher immer verdünnt anzuwenden. Mischen Sie beispielsweise 2 bis 3 Tropfen Lavendelöl mit 1 TL Trägeröl (z.B. Mandelöl, Kokosöl) und massieren Sie diese Mischung vor dem Schlafengehen sanft auf Ihre Schläfen, Handgelenke oder Fußsohlen ein. Oder geben Sie ein paar Tropfen Lavendelöl auf ein Baumwolltuch und legen Sie es unter Ihr Kopfkissen. Alternativ können Sie ein paar Tropfen Lavendelöl zu Ihrem bevorzugten Badezusatz hinzugeben und vor dem Zubettgehen ein entspannendes Bad nehmen.

Tipp 22:

Das richtige Schlafzimmer

Die Schlafzimmer-Oase: Wo Träume wahr werden

Willkommen im Reich der Träume! Ihr Schlafzimmer ist nicht nur ein Ort zum Ausruhen, sondern auch eine Oase der Ruhe und Erholung. Hier entscheidet sich, ob Ihre Nächte von süßen Träumen oder von schlaflosen Stunden geprägt sind. Deshalb ist es entscheidend, dass Sie Ihre Schlafumgebung bewusst gestalten, um das Maximum an Komfort und Entspannung zu erreichen.

Die Magie des Bettklimas: Ein Spiel aus Temperatur und Material

Jede Nacht verlieren wir etwa 500 ml Flüssigkeit, die sich teils über die Bettdecke und teils über die Matratze verteilt. Doch keine Sorge, das ist ganz normal! Damit Sie in Ihrem Bett nicht schwitzen wie ein Eisbär in der Sahara, ist die richtige Materialwahl entscheidend. Ob Sie eine leichte Sommerdecke bevorzugen oder eine flauschige Winterdecke, hängt von Ihren persönlichen Vorlieben und Ihrem individuellen Körperbau ab. Denn im Schlafreich gilt: Jede und jeder braucht seine eigene „Bettkombination"!

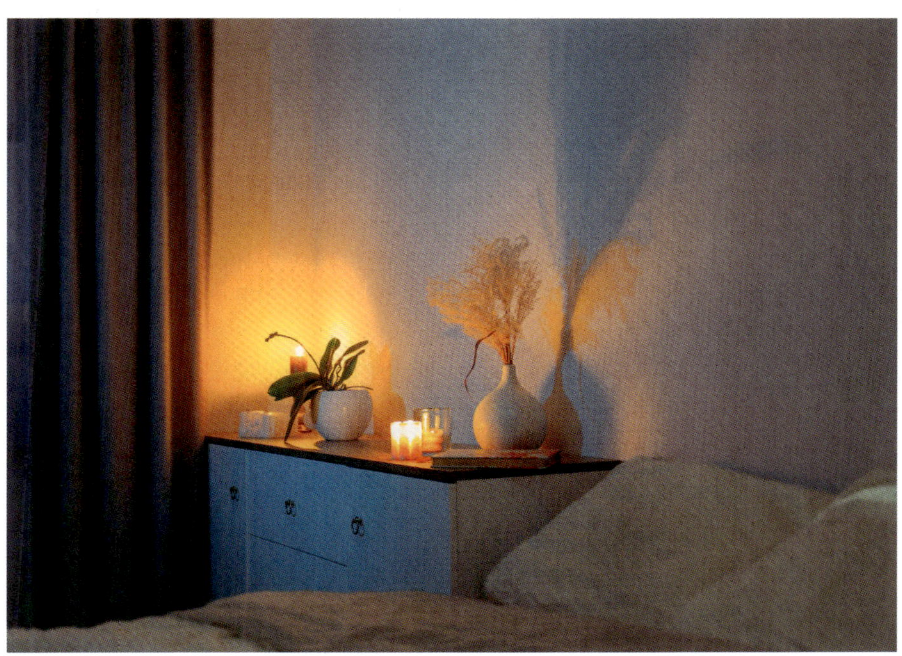

Tipp 23:

Die richtige Bettdecke – Ihr himmlischer Schlafbegleiter

Eine Decke im Bett? Aber sicher doch! Diese himmlische Hülle dient nicht nur dazu, uns warm zu halten, sondern hat auch eine wichtige Aufgabe bei der Regulierung unserer Körpertemperatur während der Nachtruhe.

Da unsere Körpertemperatur in der Nacht leicht abfällt, benötigen wir eine Decke, die uns vor dem Auskühlen schützt. Ob im Winter unter einer flauschigen Daunendecke oder im Sommer unter einer leichten Baumwolldecke – die Wahl der richtigen Decke ist entscheidend für unseren Schlafkomfort. Und nicht zu vergessen: Eine Decke bietet uns auch ein Gefühl von Geborgenheit und Sicherheit, während wir uns im Reich der Träume befinden.

Ihre Bettdecke sollte atmungsaktiv sein und keine Stauwärme entstehen lassen, um ein angenehmes Schlafklima zu gewährleisten. Achten Sie darauf, dass Ihre Decke feuchtigkeitsregulierend ist und sich an Ihre individuellen Bedürfnisse anpasst. Denn ob Sie eher zu den Frostbeulen oder den Menschen, die in der Nacht schwitzen, gehören, spielt eine entscheidende Rolle bei der Wahl Ihrer perfekten Schlafdecke.

Manche Bettenfachgeschäfte bieten auch eine sogenannte „Wärmebedarfsanalyse" an.

Tipp 24:

Das passende Kissen

Kissen sind nicht nur weiche Begleiter für einen gemütlichen Schlaf, sondern haben auch eine gewisse medizinische Relevanz. Während Säuglinge aus Sicherheitsgründen auf Kissen verzichten sollten, werden sie im Laufe unseres Lebens zu einem unverzichtbaren Komfortobjekt. Sie dienen dazu, die Achse zwischen Hals- und Lendenwirbelsäule während des Schlafs zu unterstützen und somit die anatomische Ausrichtung des Körpers zu verbessern. Obwohl wir uns nachts mehrfach drehen und wenden, bietet ein Kissen eine angenehme Unterstützung und trägt somit zum allgemeinen Schlafkomfort bei. Die wesentlichen Punkte sind hierbei:

1. Unterstützung der Wirbelsäule: Ein richtig positioniertes Kissen trägt dazu bei, die Wirbelsäule in einer neutralen Ausrichtung zu halten. Je nach Schlafposition sollte das Kissen Kopf und Nacken so stützen, dass sie in einer geraden Linie mit der Wirbelsäule liegen. Dadurch kann die Belastung der Nacken- und Rückenmuskulatur reduziert und Rückenschmerzen vermieden werden.

2. Druckentlastung: Ein qualitativ hochwertiges Kissen mit der richtigen Höhe und Festigkeit sorgt dafür, Druckpunkte zu reduzieren. Damit beugen Sie Nackenverspannungen und Kopfschmerzen vor.

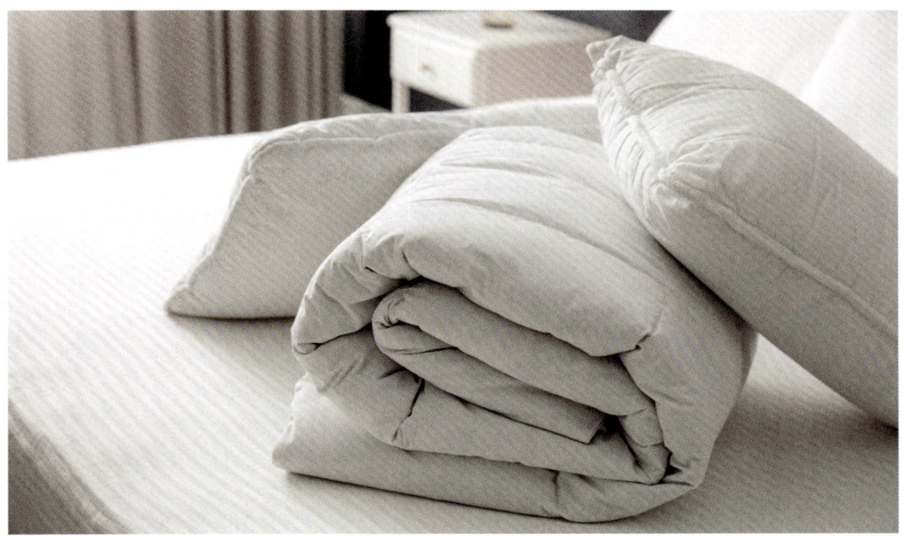

3. Komfort: Ein angenehmes und bequemes Kissen sorgt für Komfort während des Schlafs. Das Kissen sollte auf Ihre persönlichen Bedürfnisse und Vorlieben zugeschnitten sein und nicht zu hoch sein.
4. Allergieprävention: Spezielle allergikerfreundliche Kissenbezüge können dabei helfen, Allergene wie Staubmilben, Pollen oder Schimmel abzuhalten. Dies ist besonders wichtig, wenn Sie an Allergien oder Asthma leiden, da Allergene im Kissen Ihre Schlafqualität beeinträchtigen können.
Es ist ratsam, das Kissen regelmäßig zu überprüfen und gegebenenfalls auszutauschen, um sicherzustellen, dass es noch die nötige Unterstützung und Komfort bietet.

Tipp 25:

Matratze und Lattenrost

Die Wahl der richtigen Matratze kann eine Herausforderung sein, denn sie sollte nicht nur bequem sein, sondern auch eine gute Unterstützung für die Wirbelsäule bieten. Doch ist es besser, eine harte oder eine weiche Matratze zu wählen?
Die Antwort lautet: Es kommt darauf an. Während einige Personen eine weiche Matratze bevorzugen, schwören andere auf eine härtere Variante. Menschen mit einem höheren Körpergewicht neigen oft dazu, eine festere Matratze zu wählen, da diese eine bessere orthopädische Unterstützung bieten kann. Letztendlich ist die Wahl des Härtegra-

des jedoch eine persönliche Präferenz, die von individuellen Vorlieben und orthopädischen Bedürfnissen abhängt.

Die richtige Matratzenart finden: mehr als nur eine Frage des Geschmacks

Die Vielfalt an Matratzenarten auf dem Markt kann überwältigend sein, von Federkern über Boxspring bis hin zu Latex und Kaltschaum. Doch welche Matratzenart ist die beste für Ihre Schlafposition und Ihr Körpergewicht?
Während Boxspringbetten derzeit besonders beliebt sind, bedeutet das nicht zwangsläufig, dass sie für alle die optimale Wahl sind. Jede Matratzenart hat ihre Vor- und Nachteile und nicht alle sind für jeden Schlaftyp oder jedes Körpergewicht geeignet. Neben der orthopädischen Abstimmung spielt auch das Bettklima eine entscheidende Rolle. Ein gutes Bettklima gewährleistet eine optimale Luftzirkulation und Feuchtigkeitsregulierung, was sich positiv auf den Schlafkomfort auswirken kann. Daher ist es ratsam, bei der Auswahl der Matratze nicht nur auf den Komfort, sondern auch auf das Bettklima zu achten.

Der oft übersehene Lattenrost: eine wichtige Ergänzung zur Matratze

Während viel Aufmerksamkeit auf die Wahl der Matratze gelegt wird, wird der Lattenrost oft vernachlässigt. Dabei spielt er eine entscheidende Rolle für den Liegekomfort und die Stabilität des Bettes. Moderne Entwicklungen wie mobile Boxspringbettensysteme integrieren das Federrahmensystem eines Lattenrostes in den Bettrahmen, was nicht nur den Komfort eines Boxspringbettes bietet, sondern auch ein gutes Bettklima gewährleistet. Bei der Auswahl eines Lattenrostes ist es wichtig, auf eine gute Luftzirkulation und eine individuelle Anpassung an die persönlichen Bedürfnisse zu achten. Letztendlich sind Matratze und Lattenrost das Fundament für einen erholsamen Schlaf, daher ist es ratsam, bei der Auswahl sorgfältig vorzugehen und gegebenenfalls fachliche Beratung in Anspruch zu nehmen.

Tipp 26:

Maßnahmen bei häufigem nächtlichen Erwachen

Jeder von uns wacht gelegentlich nachts mal auf. Das ist nicht krankhaft. Besonders großer Druck, schnell wieder einschlafen zu müssen, erhöht nur den Leidensdruck. Hier ist Besonnenheit gefragt. Wenn Sie unter häufigem nächtlichem Erwachen leiden, können folgende Maßnahmen helfen:

Sorgen Sie für eine beruhigende Schlafumgebung
Achten Sie darauf, dass Ihr Schlafzimmer ruhig, dunkel und angenehm kühl ist. Verwenden Sie lichtundurchlässige Vorhänge, Ohrstöpsel oder einen White-Noise-Generator, um störende Geräusche auszublenden.

Behalten Sie eine Routine bei den Schlaf-wach-Zeiten bei
Versuchen Sie, zu regelmäßigen Zeiten ins Bett zu gehen und aufzustehen, um Ihren Körper auf einen konsistenten Schlafrhythmus einzustellen. Eine solche Routine kann Ihrem Körper helfen, den Schlaf-wach-Zyklus zu regulieren und die Schlafqualität zu verbessern.

Überdenken Sie Ihre Tätigkeiten vor der Schlafenszeit
Vermeiden Sie intensive körperliche Aktivität, schweres Essen, Koffein und Bildschirmzeit kurz vor dem Schlafengehen, da diese Faktoren den Schlaf massiv stören können. Ziehen Sie stattdessen beruhigende Aktivitäten vor wie lesen, Tagebuch schreiben und meditieren, genießen Sie ein warmes Bad oder hören entspannende Musik.

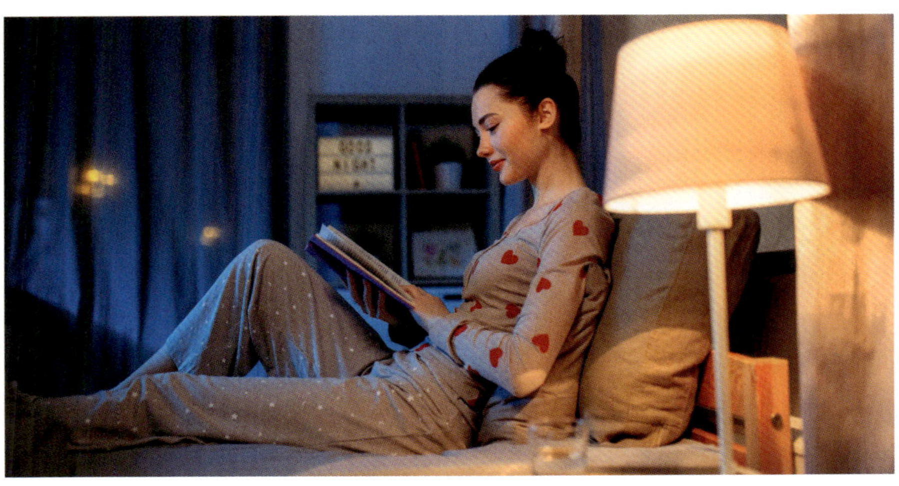

Tipp 27:

Apps

Bei der Nutzung von Apps zur Schlafförderung ist es wichtig, auf Ihre individuellen Bedürfnisse zu achten und diejenige auszuwählen, die am besten zu Ihnen passt. Testen Sie verschiedene Apps aus und evaluieren Sie, wie sie Ihren Schlaf beeinflussen. Denken Sie daran, dass die Verwendung von elektronischen Geräten vor dem Schlafengehen vermieden werden sollte, um den Melatoninspiegel nicht zu beeinträchtigen.

Sleep Cycle

Diese App analysiert Ihren Schlaf mithilfe des Bewegungssensors auf Ihrem Smartphone und weckt Sie in einer leichten Schlafphase, um das Aufwachen angenehmer zu gestalten. Sleep Cycle verfolgt auch Ihren Schlafverlauf und gibt Ihnen Einblicke in wichtige Schlafstatistiken.

Headspace

Diese App bietet eine Vielzahl von geführten Meditationen und Atemübungen an, die Ihnen helfen können, Stress

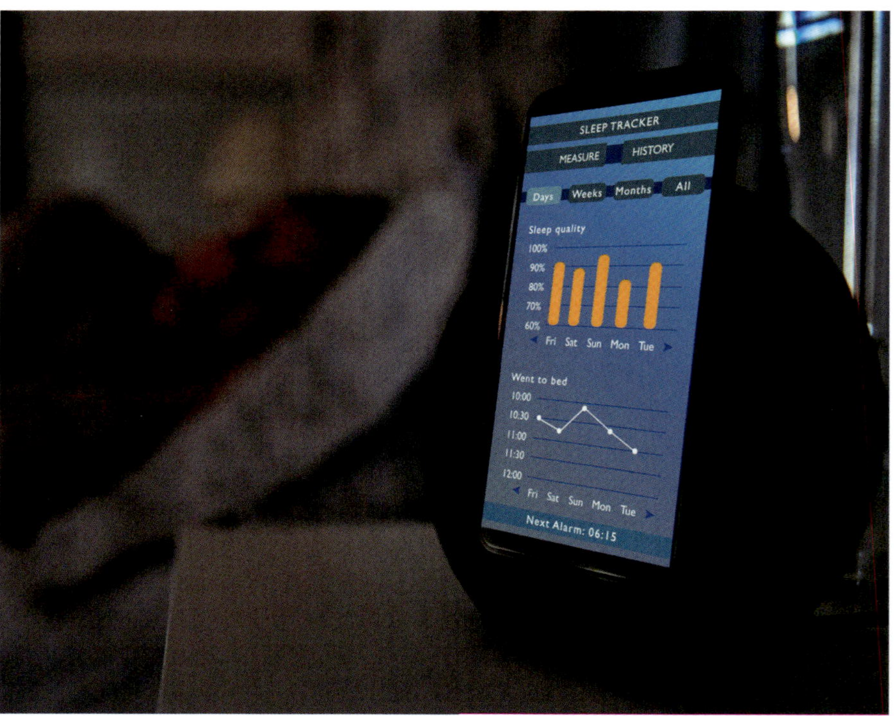

abzubauen und den Geist vor dem Schlafengehen zu beruhigen. Headspace bietet auch spezielle Schlaf- und Entspannungsmeditationen an, die das Einschlafen und Durchschlafen unterstützen können.

Relax Melodies

Diese App bietet eine Vielzahl von entspannenden Sounds, Melodien und Naturgeräuschen, um eine beruhigende Atmosphäre für den Schlaf zu schaffen. Sie können Ihre eigenen Soundtracks erstellen und individuelle Kombinationen auswählen, die Ihnen helfen, besser einzuschlafen und den Schlaf erholsamer zu machen.

Pzizz

Diese App verwendet eine Kombination aus geführten Stimmen, Musik und Soundeffekten, um Ihnen dabei zu helfen, schneller einzuschlafen und tiefer zu schlafen. Pzizz bietet eine Vielzahl von Schlaftracks und verfügt über eine Timer-Funktion, die das automatische Abschalten der App nach einer bestimmten Zeit ermöglicht.

Sleep Pillow

Diese App bietet eine umfangreiche Bibliothek von hochwertigen Klanglandschaften, die speziell dafür entwickelt wurden, Ihnen beim Einschlafen und Durchschlafen zu helfen. Sleep Pillow bietet eine breite Palette von Umgebungen wie Regen, Meereswellen und Waldgeräuschen, um eine entspannende Schlafumgebung zu schaffen.

Somnio

Somnio ist eine digitale Anwendung zur Behandlung von Ein- und Durchschlafstörungen (Insomnie), die von Ärzten und Psychotherapeuten verschrieben werden darf und den Nutzer nichts kostet. In der Anwendung werden evidenzbasierte und leitlinienkonforme Inhalte aus dem Bereich der kognitiven Verhaltenstherapie für Insomnie (KVT-I) vermittelt. Hier lernt man beispielsweise, Schlafzeiten zu optimieren, einem individuell abgestimmten Schlaf-wach-Rhythmus zu folgen, mit schlafhindernden Gedanken umzugehen oder sich mittels Entspannungstechniken in einen schlafförderlichen Zustand zu bringen.

Tipp 28:

Starten Sie Ihr Traumtagebuch

Erinnern Sie sich an Ihre Träume: Wir sind unseren Träumen nicht hilflos ausgeliefert. Es ist möglich, sich an sie zu erinnern und ihre Botschaft zu verstehen. Ein effektiver Weg, um die Erinnerung an Träume zu fördern, ist das Führen eines Traumtagebuchs. Legen Sie dazu einfach ein Heft und einen Stift auf Ihren Nachttisch und nehmen Sie sich vor dem Schlafengehen vor, sich an Ihren letzten Traum zu erinnern. Wenn Sie aufwachen, bleiben Sie kurz liegen und nehmen Sie wahr, was Sie fühlen oder welche Gedanken Ihnen durch den Kopf gehen. Notieren Sie dann einige Stichpunkte zu Ihrem Traum. Durch regelmäßiges Führen eines Traumtagebuchs kann sich Ihre Fähigkeit zur Erinnerung an Träume deutlich verbessern, was die bewusste Arbeit mit ihnen erleichtert.

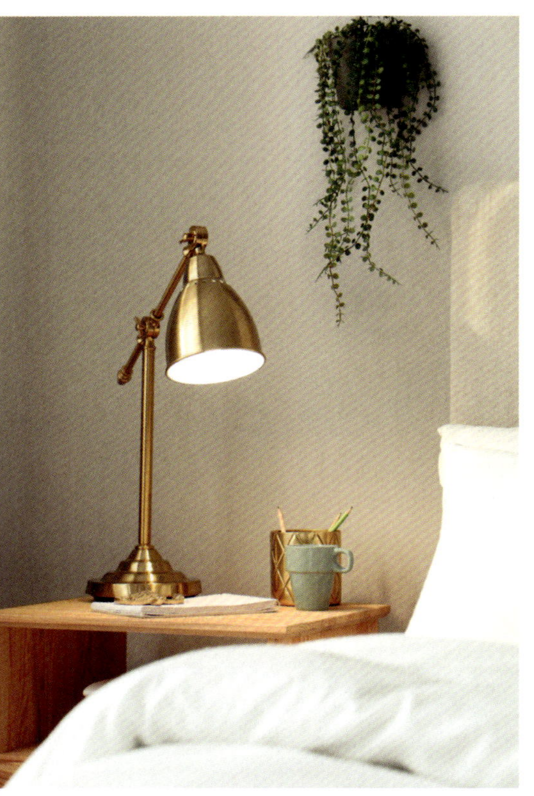

Tipp 29:

Traumarbeit für einen erholsamen Schlaf

Das regelmäßige Aufschreiben von Träumen ist nicht nur ein Mittel zur Erinnerung, sondern auch eine Grundlage für die bewusste Arbeit mit Träumen. Indem Sie Ihre Träume analysieren und verstehen, können Sie Einblicke in Ihr Unterbewusstsein gewinnen und verborgene Bedürfnisse, Ängste oder Wünsche erkennen. Dies kann nicht nur zu einem tieferen Verständnis Ihrer selbst führen, sondern auch dazu beitragen, belastende Emotionen zu verarbeiten und Ihren Geist für einen erholsamen Schlaf zu beruhigen. Traumarbeit kann somit einen wertvollen Beitrag zu Ihrer Schlafhygiene leisten und Ihnen helfen, einen tieferen und erholsameren Schlaf zu erreichen.

Der **Traum** belehrt uns
auf eine merkwürdige Weise
von der **Leichtigkeit** unserer Seele.

Novalis

Tipp 30:

Schlaftagebuch

Ein Schlaftagebuch ist ein Aufzeichnungsinstrument, das verwendet wird, um Informationen über Ihren Schlaf zu erfassen. Es hilft Ihnen dabei, Ihre Schlafgewohnheiten, Schlafmuster und mögliche Schlafstörungen besser zu verstehen. Ein Schlaftagebuch kann verschiedene Informationen enthalten, darunter:

Einschlafen und Aufwachen
Sie notieren die Uhrzeiten, zu denen Sie ins Bett gehen und aufstehen, und schätzen, wie lange es gedauert hat, bis Sie eingeschlafen sind.

Schlafdauer und Schlafqualität
Sie erfassen die Gesamtdauer Ihres Schlafs und bewerten Ihre Schlafqualität auf einer Skala von 1 bis 5, wobei 1 für einen erholsamen Schlaf steht.

Zwischenfälle während des Schlafs
Sie machen Aufzeichnungen über Störungen oder Ereignisse während des Schlafs, wie zum Beispiel nächtliches Erwachen, Albträume, Schnarchen oder unruhige Beine.

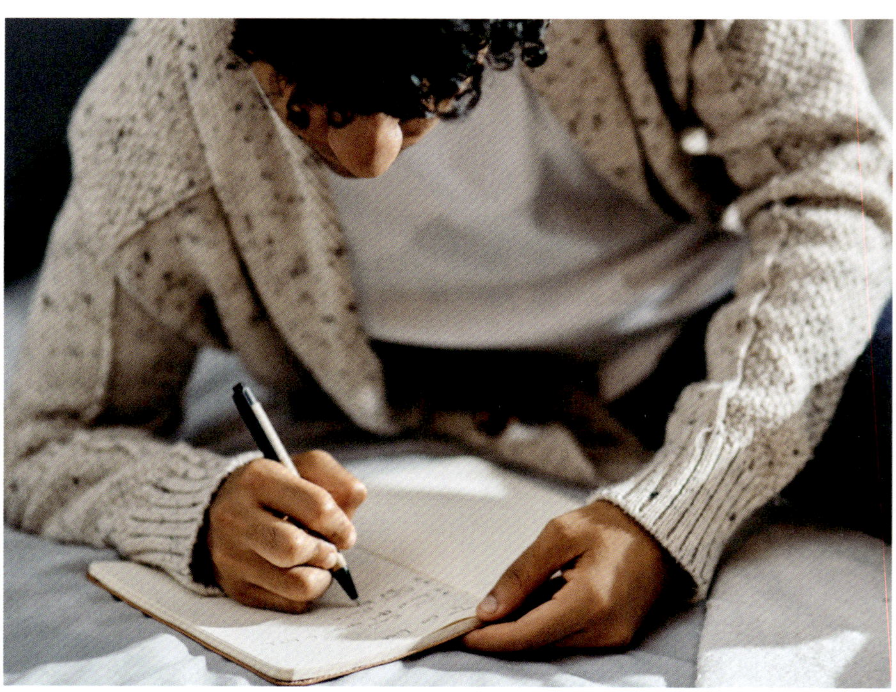

HINWEISE ZUM AUSFÜLLEN DES SCHLAFTAGEBUCHS

Wenn Sie das Schlaftagebuch in den Innenklappen dieses Buches nutzen möchten, beachten Sie bitte Folgendes: Füllen Sie das Schlaftagebuch, bestehend aus Abend- und Morgenprotokollen, regelmäßig, vollständig und sorgfältig aus. Es gibt keine bessere Methode, sich ein umfassendes Bild von Ihren Schlafgewohnheiten und/oder -störungen zu machen, als über längere Zeiträume hinweg gründlich und lückenlos Buch zu führen. Die dadurch gewonnenen Informationen können Ihrem Arzt oder Ihrer Ärztin dabei helfen, sich ein Bild Ihres Schlafs zu machen. So können auch komplizierte Zusammenhänge erkannt werden. Nehmen Sie sich unmittelbar vor dem abendlichen Lichtlöschen und unmittelbar nach dem morgendlichen Aufstehen jeweils fünf Minuten Zeit, um das Protokoll zu bearbeiten. Mit Ausnahme der abendlichen Zubettgehzeit sowie des morgendlichen Aufwachens und Aufstehens (Uhrzeit) sollten Sie die Zeitangaben nur schätzen, das heißt, Sie benötigen keine Uhr am Bett!

Schlafumgebung
Sie notieren Informationen über Ihre Schlafumgebung wie Raumtemperatur, Lärmpegel und Lichtbedingungen.

Tagesaktivitäten und Schlafgewohnheiten
Sie halten fest, welche Aktivitäten Sie tagsüber unternommen haben (Sport, Bildschirmzeit), was Sie getrunken und gegessen haben oder welche Medikamente Sie zu sich genommen haben – alles, was den Schlaf beeinflussen kann.

Das Führen eines Schlaftagebuchs erfordert Engagement und Kontinuität. Am besten legen Sie das Tagebuch neben Ihr Bett, um es vor dem Schlafengehen und nach dem Aufwachen leicht erreichen zu können.
Um Ihnen den Einstieg zu erleichtern haben wir eine Vorlage für ein Schlaftagebuch in der vorderen und hinteren Innenklappe dieses Buches integriert. Alternativ können Sie auch auf spezielle Apps oder Websites zurückgreifen und Ihre Einträge digital vornehmen.

WO FINDE ICH EINEN SCHLAFMEDIZINER?

Schlafmedizinerinnen und -mediziner, die sich auf die Diagnose und Behandlung von Schlafstörungen spezialisiert haben, spielen eine entscheidende Rolle bei der Identifizierung und Behandlung von Schlafproblemen.

Es gibt bestimmte Qualifikationen, die auf eine Expertise in der Schlafmedizin hinweisen, wie die Zusatzbezeichnung „Schlafmedizin" der Ärztekammern und der Titel „Somnologe/Somnologin" der Deutschen Gesellschaft für Schlafforschung und Schlafmedizin (DGSM).

Anlaufstellen

Es gibt rund 2.300 Mitglieder in der DGSM und etwa 350 von der DGSM akkreditierte Schlaflabore in Deutschland, die hoch spezialisierte Diagnose- und Behandlungsmöglichkeiten für Schlafstörungen anbieten. Diese Einrichtungen sind darauf ausgerichtet, eine genaue Diagnose zu stellen und individuelle Behandlungspläne für Patientinnen und Patienten zu entwickeln.

Schlaflabor – die wichtigsten Infos im Überblick

Mithilfe einer umfangreichen Messung im Schlaflabor können Schlafmediziner und -medizinerinnen viele Arten von Schlafstörungen diagnostizieren.
Im Schlaflabor wird dem Schlaf „auf den Grund gegangen". Die Untersuchung nennt sich Polysomnografie.
Der Körper wird mit verschiedensten Gurten, Sensoren und Elektroden „verkabelt". Gemessen werden dabei unter anderem ...

- ... Gehirnströme mit einem Elektroenzephalogramm (EEG),
- ... Herzfrequenz und Herzstromkurve mit dem Elektrokardiogramm (EKG),
- ... Augenbewegungen mit dem Elektrookulogramm (EOG),
- ... Muskelaktivität mit der Elektromyografie (EMG) sowie
- ... Sauerstoffsättigung im Blut (sogenannte Pulsoxymetrie).

Mögliche Indikationen für das Schlaflabor im Überblick

- Therapieresistente Ein- oder Durchschlafstörungen (Insomnie).

- Verdacht auf eine organisch bedingte Insomnie in Verbindung mit einem Schlafapnoe-Syndrom oder dem Syndrom der periodischen Beinbewegungen (Restless-Legs-Syndrom).
- Ein- und Durchschlafstörungen in Zusammenhang mit Eigen- oder Fremdgefährdung, z.B. bei Kraftfahrern, Nacht- und Schichtarbeiterinnen und -arbeitern sowie bei Menschen, die an gefährlichen Maschinen arbeiten.
- Verdacht auf ein deutliches Missverhältnis zwischen subjektiv erlebtem Schweregrad der Insomnie und Befund der Polysomnografie.

Mobiles Schlaflabor als Alternative

Viele Patientinnen und Patienten werden auf der Suche nach einem Schlaflabor bei einer Klinik oder einem medizinischen Zentrum vorstellig. Leider sind die Wartezeiten auf einen Termin in einem Schlaflabor häufig sehr lang.

Dazu kommt, dass viele Leute in der fremden und oftmals nicht so gemütlichen Umgebung eines Krankenhauses nicht gut schlafen können, was die Ergebnisse verzerren kann. Es gibt jedoch auch eine Alternative: die sogenannte mobile Polysomnografie.

Hier findet zunächst in einer Praxis ein ausführliches Erstgespräch statt, um Sie kennenzulernen und um möglichst viel über Ihre Schlafgewohnheiten, mögliche (Vor-)Erkrankungen, und eventuelle Medikamente etc. zu erfahren.

An einem zweiten Termin, meist am frühen Abend, wird eine ambulante „Schlafverkabelung" durchgeführt. Sie bekommen einige Elektroden an Stirn und Kinn geklebt sowie je einen dünnen Stoffgurt um Brustkorb und Bauch gelegt, mit denen Sie wieder nach Hause gehen und in Ihrem heimischen Bett wie gewohnt schlafen. Am nächsten Morgen bringen Sie das Gerät zurück und Ihre Daten werden ausgewertet.

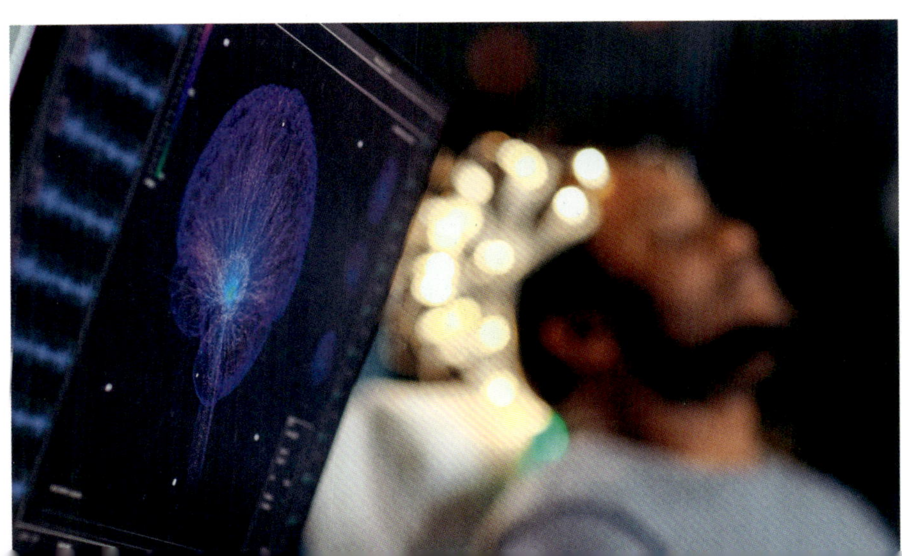

Literatur

aerzteblatt.de: Meditation bessert Schlafqualität. 2015

aerzteblatt.de: Yogaübungen könnten den Schlaf verbessern. 2023

Adler, Yael: Genial vital. Droemer 2023

Deutsche Gesellschaft für Schlafforschung und Schlafmedizin (DGSM): S3-Leitlinie Nichterholsamer Schlaf/Schlafstörungen, Kapitel „Schlafbezogene Atmungsstörungen" 2021

Deutsche Gesellschaft für Schlafforschung und Schlafmedizin (DGSM): S3-Leitlinie Nichterholsamer Schlaf/Schlafstörungen, Kapitel „Insomnie bei Erwachsenen" 2022

Feld, Michael: Dr. Felds große Schlafschule. GU 2018

Feld, Michael/Young, Peter: Beurer Schlafatlas. Südwest 2017

Feld, Michael: Schlafen für Aufgeweckte. Südwest 2012

Fleck, Anne: Energy. dtv 2023

Froböse, Ingo: Der Stoffwechselkompass. Ullstein 2024

Grönemeyer, Dietrich: Naturmedizin und Schulmedizin. S. Fischer 2020

Kryger, Meir H. (Hrsg.): Atlas of Clinical Sleep Medicine. Elsevier 2023

Kurscheid, Thomas: Schlank mit Low Carb, High Fibre. Becker Joest Volk 2019

Langenhahn, Jürgen et al. (Hrsg.): Zahnärztliche Schlafmedizin. Thieme 2023

Montakab, Hamid: Acupuncture for Insomnia. Thieme 2012

Peter, Helga et al. (Hrsg.): Enzyklopädie der Schlafmedizin. Springer 2007

Speckmann, Erwin/Hescheler, Jürgen et al. (Hrsg.): Physiologie. Elsevier 2024

Wiegand, Michael et al. (Hrsg.): Schlaf und Traum. Schattauer 2006

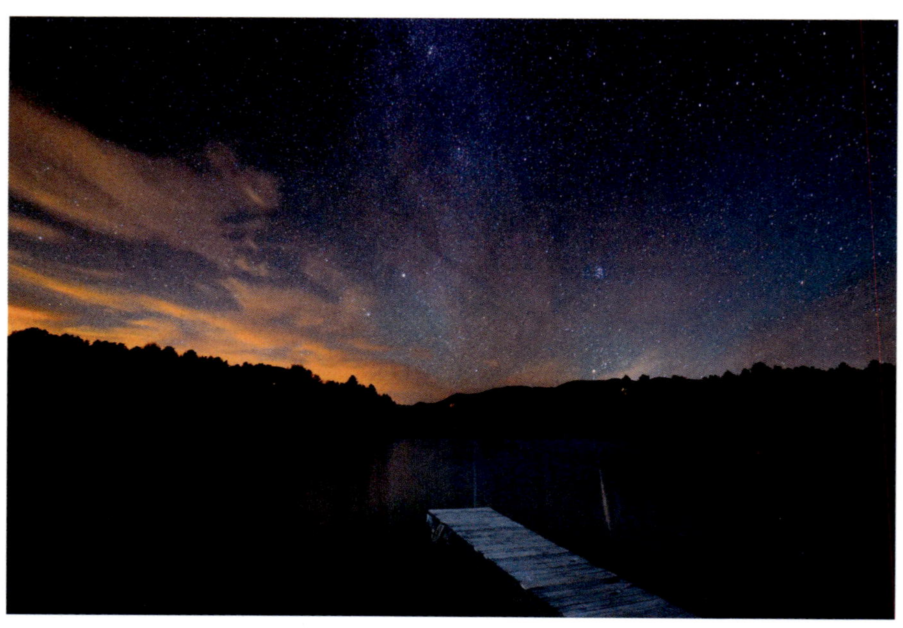

Sachregister

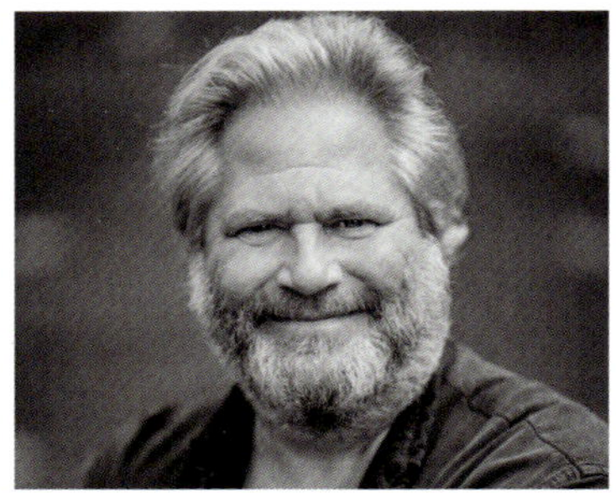

ZUM AUTOR

Dr. med. Michael Feld ist Facharzt für Allgemeinmedizin, Somnologe (DGSM) und Schlafmediziner.
In seiner Praxis in Köln hat er sich auf die ganzheitliche Erkennung und Behandlung von allgemeinmedizinischen Krankheitsbildern sowie auf Schlaf-, Stress- und Burn-out-Störungen aller Art spezialisiert.
Er ist Schriftleiter des ärztlichen Fortbildungsmagazins *Schlafmedizin*, Autor mehrerer Sachbücher und ein gefragter Experte in Fernsehsendungen und Printmedien.

IMPRESSUM

Hinter jedem tollen Buch steckt ein starkes Team

Projektleitung: *Nadine Widl*
Texte: *Nicole Groß*
Lektorat: *Melanie Hartmann*
Covergestaltung: *Ina Zimmermann*
Umschlaggestaltung und Satz: *Dorothee Griesbeck*
Autorenfoto: *Uwe Schmitz*
Fotos: *ProSomnus® Sleep Technologies (S. 86), ResMed Ltd. (S. 88), Nyxoah SA (S. 89), Shutterstock (alle weiteren Fotos)*
Herstellung: *Frank Jansen*
Producing: *Jan Russok*
Druck & Bindung: *optimal media GmbH, Röbel*

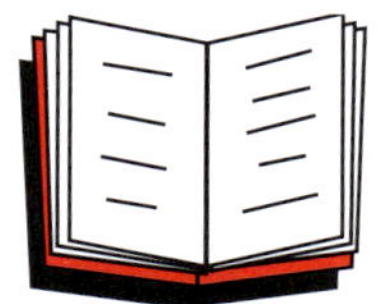

1. Auflage 2024

Kaiserstraße 14 b
D-80801 München
ISBN: 978-3-96584-481-0

HINWEIS

Die Ratschläge in diesem Buch wurden mit größter Sorgfalt von Autor und Verlag erarbeitet und geprüft. Eine Garantie kann jedoch nicht übernommen werden. Ebenso ist eine Haftung des Autors bzw. des Verlags und seiner Beauftragten für Personen-, Sach- oder Vermögensschäden ausgeschlossen. Erkrankungen mit ernstem Hintergrund gehören in ärztliche Behandlung! Bei bereits bestehenden Beschwerden kann das Buch daher keinen fachärztlichen Rat ersetzen

LIEBE LESERINNEN, LIEBE LESER,

wie schön, dass Sie ein Buch von ZS in den Händen halten. „Jetzt leben!“ ist das Motto unseres Verlages. Es steht für Genuss und Inspiration, Unterstützung und Motivation. Ob Kulinarik oder Fitness, Gesundheit oder Lebenshilfe – seit über 30 Jahren bieten wir kompetente Ratgeber für (fast) alle Lebenslagen. Wir lieben Tradition genauso wie Innovation – sie treiben uns an. Unsere Autorinnen und Autoren sind Menschen, die zu ihrem Thema wirklich etwas zu sagen und zu schreiben haben. Unsere Produkte sind erzählerisch, appetitmachend und als gedruckte Bücher haptisch echte Erlebnisse. Für Sie mit ganz viel Liebe gemacht! Entdecken Sie mehr aus unserer wunderbaren Welt!

UNSER VERLAGSHAUS

Mit Standorten in Hamburg und München zählt die Edel Verlagsgruppe zu den größten unabhängigen Buchanbietern Deutschlands. Zur Gruppe gehören die Verlage Dr. Oetker Verlag, Edel Sports, KARIBU und ZS.

ZS – Ein Verlag der Edel Verlagsgruppe
www.zsverlag.de
www.facebook.com/zsverlag
www.instagram.com/zsverlag

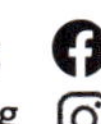

FÜR DIE UMWELT

ZS unterstützt bei der Produktion dieses Buches das Projekt „Junge Riesen für die nächsten 100 Jahre“ im Naturpark Nossentiner/Schwinzer Heide. Damit wird ein Anteil der unvermeidbaren CO_2-Emissionen im direkten Umfeld des Produktionsstandortes kompensiert.

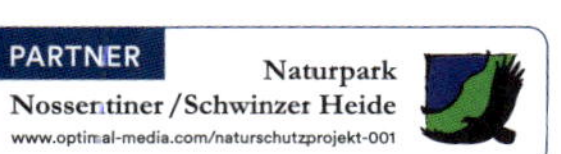

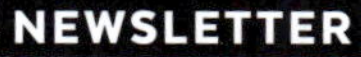

Was koche ich heute Feines? Und wie geht das – schmackhaft und gesund?

Melden Sie sich jetzt zum ZS-Genuss-Service an und verpassen Sie keine kulinarischen und gesundheitlichen Trends mehr.
Wir informieren Sie regelmäßig über unsere Neuerscheinungen, Aktionen oder Gewinnspiele und verraten Ihnen unsere Lieblingsrezepte!

GEWINNEN

Unter allen Neuabonnierenden verlosen wir jeden Monat eine *ZS-Genuss-Box* im Wert von 75,00 €.

Jetzt anmelden unter:
www.zsverlag.de/newsletter

oder den QR Code scannen:

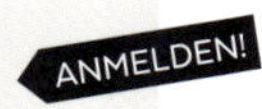